新手父母

正確照護，帶孩子遠離鼻子過敏

家有鼻過敏<修訂版>
的孩子怎麼辦？

陳永綺／◎著

財團法人尹書田紀念醫院小兒科主任醫師

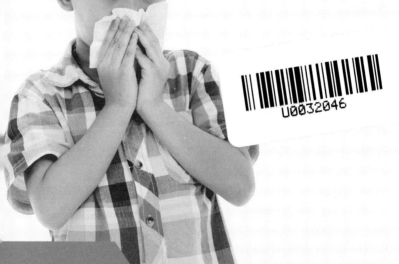

U0032046

PART 1 孩子是否鼻子過敏？

PART 2 您對鼻子過敏有正確的認知嗎？

PART 3　鼻子過敏的診斷與治療？

[該帶孩子就醫嗎？]

PART 4　日常保健與預防

提供醫者、病童及照顧者三方溝通的好書

文 / 周祖佑（高雄市氣喘衛教協會顧問、成大醫院小兒過敏免疫科兼任主治醫師）

　　對話是一切醫療的基礎，而醫者與病家一同努力克服病痛不適與病菌侵害的過程，本應以信賴關係為醫療的基礎架構，卻由於健保的制度所存在之種種限制與規定，使得醫療崩壞下的兒科醫者，面對如過敏性鼻炎這類，既非急性卻又不完全慢性的疾病時，不但須為有限資源下的病友生命生理的健康完整性努力，更需面對不理性的臨床要求與無理的健保核刪來求生存。

　　社會價值觀多元，現代人際關係疏離，人與人間逐漸缺乏互信與尊重，因此醫病間良好的溝通，應是未來醫療成敗之所在。當然如何在少子化社會中，讓兒科的照護者與醫者透過同理，同感的良性互動以建立互信、互賴的關係，在筆者從事兒童過敏氣喘診療近二十年的經驗中，每每兒童病友被診斷為過敏體質或疾病（包括過敏性鼻炎與氣喘）時，家長瞬時晴天霹靂的歇斯底里表現，此時，再高深的醫學理論與先進的現時醫療甚或未來衛教都難以入耳，但倘若能採用本書之Ｑ＆Ａ，循序漸進地引導與溝通，則醫病或醫者與照護者間便建立了最佳模式。

　　本書的特點是從小朋友日常生活表現中，譬如一直抓癢、做怪表情，或者孩子經常有黑眼圈等症狀，藉由自我診斷表與鼻子症狀診斷表，來說服與驗證孩子的鼻問題是感冒還是過敏引起，而這也就是與家長或病友間建立起良好關係與溝通的一種管道！

　　相對體貼地，陳醫師在書中也關懷到如何幫孩子克服就醫恐懼，就醫前應注意的事項等等，而且她還不拘泥兒科範疇，更跳脫西醫常有之偏見，探索中醫的診斷觀點、對鼻子過敏的看法，以及常見的治療方式與處方；甚而還提供對家長來說相當實用的，如孩子可吃的鼻過敏藥膳，過敏兒的生活、飲食原則，運動原則，居家設計甚或過敏者的芳香療法等等，這些都是其他書籍所不及的！

　　這幾年來，陳醫師致力改善於岌岌可危的醫病關係與醫療崩壞，對步入少子趨勢的台灣社會，如何能幫助五大皆空之兒科醫師在醫病關係上，不致動輒得咎。我的好友⋯年約半百、身兼慈母良醫的陳醫師，把這本兼顧堅澀過敏免疫醫學理論、合宜的過敏診療衛教，以及建立良好的醫病信心與關係的書籍再次改版，融入了更多可以使從事兒科照護者避免醫療事故的發生，及幫助過敏疾病兒童之預防疾病，及保養身體的內容，無疑是提供醫者、病友與照護者三方一個良好的溝通平台，這絕對是本值得閱讀的好書。

幫孩子贏得鼻子過敏戰役

文 / 盧姵妤（巧可麗教育機構校務主任）

　　一直以來陳醫師用「我會好好照顧你的孩子」的誠摯態度，以及「將孩子的病情予以詳細說明」的衛教精神，照顧診間親子們。

　　我家寶寶在嬰兒時期時就開始有過敏症狀，常常揉眼睛、鼻子，咽喉對於過敏反應也很大，所以氣候稍有變化就會出現症狀，已經不只是季節性過敏的問題。記得寶寶從 6 個月大開始，常因受到溫度或空氣刺激咽喉而咳嗽；也常因鼻塞不舒服而一直醒來哭鬧，一夜醒來的最高紀錄大概有 10 多次……。為此我家寢具從平民級進階到皇家級防塵蟎寢具，連醫療級加濕器、除濕機、空氣清淨機、暖爐、蒸氣機也都進駐我家，寶寶健康食療書籍也一一增列在書架上，我這樣算是配備完整嗎？不，在我服務的機構裡，有比我更高階的家長，為了避免孩子的過敏原，每一餐的食物都需要經由家長檢視才可食用，這邊減減那邊減減，最後孩子什麼都不能吃……，這些行為看似荒爾，但是這樣焦慮的心情卻是家長的痛，寧可錯殺一萬，也不要來個萬一，然而這樣的緊繃對家長非但沒有幫助，對孩子成長而言更是辛苦，因為我不能讓外面的世界跟我家設備同步；在孩子整個求學的過程，也不可能要求學校要按照自己步驟照顧孩子，因為學校是大家的……。

　　記得有一次我家寶寶因為感冒，原本睡眠較短的她，突然變得很嗜睡且容易沉睡，但我卻焦急到無法入睡，在請教陳醫師後，才明白自己太緊張，因為生病本來就需要多休息才能產生抵抗力對抗病毒，這樣簡單的原理，卻因為自己沒有專業認知，因此上演這齣失心瘋就醫水玲瓏八點檔，陳醫師笑著叫我多生一個，這些過程再來一次時，就不會這麼緊張……，但如果沒有好的認知引導，下一個寶貝我應該還是會播出緊張續集吧！

　　因此誠懇建議所有家長一起閱讀陳醫師這本著作，透過陳醫師實際診間案例分享，到父母如何自我診斷，為孩子的健康找到正確的應對處理。書中陳醫師也特別針對出國旅遊注意過敏預防等事項，給予詳細的建議，家長們閱讀後可以對鼻子過敏有正確的認知，並獲得更多鼻過敏正確的保健方法與改善方式；另外，我也邀請所有幼教老師一起加入閱讀，即使沒有醫學經歷，跟著陳醫師平易近人的說明，也可以更了解鼻子過敏的診斷與治療，並將這些實用的資訊分享給校園家長，獲得更多家長信賴與認同，建立良好的親師互動關係！

擁有這本好書，
遠離鼻過敏的「荼毒」！

文 / 鄧懿貞（媽媽寶寶雜誌社長）

現代人一提到過敏，好像每個人都有一肚子的苦水，不吐不快！隨著過敏兒比例不斷攀升的今日，深受其害的家庭，都對過敏避之唯恐不及！憑藉多年編輯《媽媽寶寶雜誌》的經驗，我都會建議準備懷孕的女性朋友，應從懷孕前及孕期開始，就做好預防生出過敏兒的措施，因為照顧過敏兒真的很辛苦，不但孩子受苦，家長的身心也備受煎熬。

我在懷第一胎時，因為從來不知道自己是過敏體質，以致於在整個孕期當中，都深受鼻塞之苦，每天早上鼻塞一定來報到，常常搞得我頭昏腦脹，好像快缺氧似地無心工作；但一過中午，鼻塞就不見了，從這時開始，我才能正常工作。還好，幸運的是，老大出生後並沒有出現鼻過敏的現象。但懷老二時，這種鼻過敏的現象並未出現在我身上，反而在老二的身上出現了。

隨著兒子一天天的成長，我發現他經常一早起來就猛打噴嚏，晚上入睡前也會動不動就流鼻血，讓我緊張不已，而且一度因「經常流鼻血，有可能是白血病」的新聞報導，嚇得我不知所措。於是趕緊拿起電話，打給我的好友陳永綺醫師，經她一番對鼻過敏的發生原因、如何判斷，以及日常生活中該如

何做好預防與保健的精闢見解之後，才讓我對鼻過敏有了完整且正確的認知，並且乖乖地依照陳永綺醫師的建議去做，果真一段時間之後，兒子的鼻過敏已不復見了，這真是一件令人興奮的事，畢竟正值學習階段的兒子，若因鼻過敏而讓學習成果大打折扣，也不是父母所樂見的呀！

由於自己和兒子都曾有過鼻過敏的經歷，深知這種過敏是很折磨人的，如果能夠事先防範於未然，讓自己的子代不要出現過敏體質，當然是最棒的事。但如果，您或您的寶貝正受鼻過敏所苦，從現在起，您也不必害怕了，因為陳永綺醫師的大著分為四大部分：一.孩子是否鼻子過敏；二.您對鼻子過敏有正確的認知嗎；三.鼻子過敏的診斷與治療；四.日常保健與預防，文中有非常完整的照護專文，可以幫助您遠離鼻過敏的「荼毒」，所以，這是一本值得父母閱讀與收藏的好書，值得推薦給您！

一本新書的誕生

文 / 陳永綺

一晃眼已經十年過去了，這本書從 2001 年初版到現在經過幾次的修訂版，這一次則再重新完全的整理修正。我心中除了感激出版社的抬愛，另外就是讀者給這本書的肯定，才會再版又再版不斷的更新資訊與出版。剛出版這本書時，我其實是設定在青少年以上的病患群，而這次重新改版，方向則改成在幼兒階段的鼻過敏患者，所以此次不管是內容與單元呈現，都為家中有較小孩子的過敏問題而設計，對我來說，感覺就像是一本新書的誕生。

過敏疾病中單就鼻子過敏這一部分而言，從十年前第一次寫稿時的罹患率為十比一，意即十個孩子中會有一個孩子因為過敏性鼻炎而困擾，到現今的二比一（二個孩子就有一個），簡直是快速增加得驚人！生活在二十一世紀的現在，幾乎可說是人人為過敏疾病所苦，照護的家長們也深為孩子的過敏而煩惱。

有幾次我對幼稚園家長演說有關兒科常見疾病時，家長們最常發問的就是過敏相關的議題，孩子過敏怎麼辦？過敏和感冒怎麼區分？氣喘發作，夜咳不停怎麼辦？孩子因為過敏經年在吃藥怎麼辦？每天鼻塞睡眠不好、學習能力變差、注意力無法集中、長不高、吃不好怎麼辦？幾年下來累積的演說與整理家長的問題，依舊還是集中在這些問題上。可見過敏疾病真的是現在的家長在照顧成長中孩子時最困擾的問題。

的確，過敏跟感冒有時真的不好區別，也只有帶給醫師檢查，依據當時孩子所出現的症狀，醫師幫孩子身體檢查後，才能做出最恰當的診斷。但有時候卻也不能立即完全地作出確定的診斷，必須作更進一步的檢查，根據檢查的報告才可能做出較精確的診治，這也是常常困擾家長的主因之一。遺憾的是，這樣的情況是無法在書中講解清楚的，必須帶去給醫師好好的評估，配合治療才可能得到較精確的答案。然而有一件事我有必要在此處提醒一下：很多初次見面的家長帶孩子來門診諮詢有關過敏疾病時，都會跟我說孩子有過敏！但仔細詢問之下，幾乎有三分之二的家長都回答是：醫師說的。再進一步詢問孩子有沒有做過過敏原與過敏指數檢查時，回答卻都是：沒有。就這一點問題上，這幾年的經驗，我個人還是會建議：當孩子懷疑有過敏疾病時，反覆出現症狀如流鼻水、鼻塞用口呼吸、常常倒吸鼻水、鼻子癢等等已經持續三個月以上或幾年，最好還是做一次過敏原與過敏指數的檢驗，找出過敏原以及了解過敏指數的高低，如此有助於治療與作出最適宜的居家照護計劃。

　　這本書累積了十幾年在臨床上處理鼻子過敏的經驗，以及讀者的心得分享，雖然我沒有一一地寫出個案，也無法解決所有的鼻子過敏相關問題，不過重新編寫的此書，仍希望能夠更合乎家長在照護上需求，並能更進一步解除一些心中的疑惑。

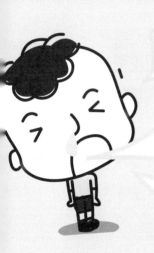

PART 1

孩子是否
鼻子過敏？

- 案例
- 居家診斷

鼻子發癢就是過敏嗎？

案例 1　孩子一直抓癢、作怪表情是鼻過敏嗎？

小偉剛就讀幼稚園中班，最近老師頻頻跟媽媽反應，表示小偉在課堂上，不時會出現奇怪的表情，一會兒眨眼、一會兒皺鼻子，剛開始以為是小偉不認真上課，一直在扮鬼臉，後來老師才發現，似乎不是這麼回事。因為他出現怪表情的頻率很高，同時還會不時揉擦眼睛、鼻子，所以希望媽媽帶他去小兒科就診，看小偉是不是因為疾病或過動症造成？

常覺得鼻子癢癢的，算不算是鼻子過敏呢？答案是不一定。常覺得鼻子癢的原因有很多，要診斷是否為過敏引起，需要追究發作時的時間、發作頻率、其他合併症狀與患者本身的感覺等等，經過醫師的理學

檢查，甚至藉著進一步的血液檢驗與各種儀器檢查，才能斷定為鼻子過敏。

一般而言，鼻子過敏最常有的症狀包括：鼻子癢、打噴嚏、流清澈透明的鼻水、鼻塞等，嚴重者還會併發眼睛發癢、耳朵與喉嚨不舒服、頭痛、咳嗽與精神焦慮等症狀。出現這些症狀，即表示我們的鼻子有了問題，必須找出原因，做適當的處理；但值得注意的是，如果只是短暫、偶發的症狀，並非鼻子過敏，除非是經常出現、持續一段時間以上，且多在特殊季節或時間發生的，才可能是鼻子過敏。

鼻子過敏的症狀

- 鼻水形態是清澈透明。
- 打噴嚏劇烈且時間長、多發生在特定時刻。
- 鼻塞、鼻子發癢。
- 眼睛發癢或流淚。
- 頭暈、頭痛、精神不濟、焦慮，甚至失眠。
- 時常用口呼吸。
- 慢性咳嗽。
- 喉嚨發癢、時常不經意地清喉嚨。

成人的主要症狀

- 流鼻水：經常要擤鼻涕。
- 打噴嚏：一打噴嚏就連續好幾下。
- 眼睛癢：會揉眼睛。
- 鼻塞：不容易入睡、睡不安穩。

兒童的主要症狀

- 鼻塞：經常要揉擦鼻子或張口呼吸。
- 眼睛癢：會不自覺揉眼睛。
- 鼻子癢：臉部扭曲、扮鬼臉。
- 黑眼圈：因長期結膜充血造成的。
- 注意力不集中：影響學習能力。

當孩子有上述案例的這些症狀時，父母應該怎麼做？

父母親應仔細觀察孩子的生活作息，睡眠品質、食慾、身高體重等狀況，如果主要的症狀很明顯以至於會影響到孩子的作息，甚至影響孩子的學習能力與成長發育，就必須帶給醫師評估是否是因為疾病造

成？需要長期藥物控制與否？或是應如何加強改善？找出引起這些症狀的原因是必要的，如此才能知道如何預防保健，幫助孩子減輕身體的不適。

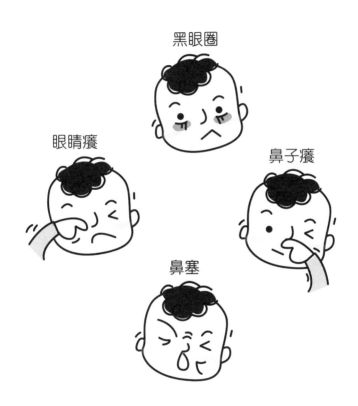

黑眼圈

眼睛癢

鼻子癢

鼻塞

鼻子過敏會使孩子產生各種不舒服症狀，影響學習。

19

鼻子過敏與感冒的差異

案例 **2** 孩子一直流清鼻涕，是感冒還是過敏？

最近天氣漸漸轉涼，氣候宜人，所以假日家庭戶外活動也變多了。但最近媽媽卻發現，莉莉怎麼不時會流出鼻水，有時玩個玩具，鼻水便不自覺的流了滿臉都是，擔心這是莉莉即將感冒的前兆，所以媽媽特別帶她去小兒科門診請教醫師，結果檢查後，醫師竟然說莉莉的症狀比較像是過敏引起，難道莉莉也遺傳了爸爸的過敏體質？

鼻子過敏與感冒的症狀非常類似，主要是鼻子癢、打噴嚏、流鼻水、鼻塞等，如何分辨兩者的差異，右表列出幾項可比較的個別症狀。

鼻子過敏與感冒（或呼吸道感染疾病）的差異表

症 狀	鼻子過敏	感 冒（或呼吸道感染疾病）
持續時間	數星期到數月（通常必須消除過敏原，才能解除症狀）	7 到 10 天左右
伴隨症狀	耳朵、眼睛、喉嚨發癢，有時會頭痛、失眠	發燒、疲倦昏睡、全身不適
鼻涕類型	清澈、稀薄、水漾狀	顏色與性質依情況而不同
噴嚏類型	持續時間長、劇烈的	偶爾的、短暫的

當孩子有上述症狀時，父母應該怎麼做？

A 帶給醫師確定診斷是正確的做法。當不斷流鼻水時，可以先幫孩子加件保暖的衣物，或給予溫熱毛巾按摩鼻子或喝溫水，或者戴口罩保護。如果發現孩子因某種玩具或特定的物質、衣物甚至在某個特殊的環境就會引起流鼻水、鼻塞、打噴嚏的話，就應該避免這些物質的接觸以及遠離那樣的環境，以減少症狀的發生。

如果不是因為過敏引起，而是感冒的話，感冒的症狀是屬於比較急性的，須要讓孩子多休息，如果症狀無法改善或是有加劇的情況時，如咳嗽時痰音加重或活動力下降，就要帶給醫師確定診治，不要以為不需要靠藥物讓孩子自然痊癒來增強孩子的抵抗力，強壯孩子的身體；如果孩子抵抗不了，可能會產生嚴重的併發症或後遺症，這可是得不償失。

但如果孩子症狀有漸漸好轉時，應該可以在家裡觀察，讓孩子多休息就可以了。

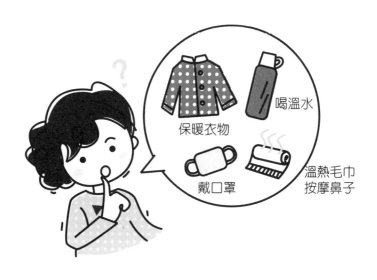

保暖衣物

喝溫水

戴口罩

溫熱毛巾
按摩鼻子

如果發現寶寶流鼻水可以先做基本的保暖動作。

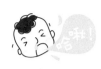

過敏相關數據

根據流行病學的統計，感冒引起的鼻炎發生率占鼻炎的第一位，約占總內科門診量的一半以上。平均學齡前兒童每年感冒約六到十次，大人約二到四次。一年四季都有可能會感冒，但夏天感冒發生的機率最低，秋、冬以後機率增加。

鼻子過敏引起的鼻炎發生率，占鼻炎的第二位。根據台灣各大醫院的統計，鼻子過敏的發生率約介於5%到20%之間，在小兒科中是最常見的慢性病。

近年來，過敏疾病的發生率高漲，比起十年前的統計，增加了十倍。目前，台灣地區常見過敏疾病的發生率：

● **氣喘**：10 ～ 15%
● **異位性皮膚炎**：8 ～ 12%
● **鼻子過敏**：20 ～ 25%

鼻過敏可能會導致黑眼圈？

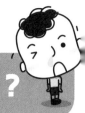

 案例 3

孩子經常有黑眼圈，是否就可能是鼻過敏？

小安安的皮膚白皙，每回媽媽帶她外出，總能獲得許多人的讚美。但可能也因為皮膚太白，小安安的黑眼圈特別明顯，常遇到一些熱心的媽媽詢問，小安安是否不愛睡覺？

但其實小安安的睡眠時間並不算短，媽媽也不明白，為何黑眼圈就是消不掉？於是這回趁著打預防針的時機，媽媽便詢問醫生關於小安安黑眼圈的問題，沒想到答案竟然是過敏引起的可能性比較高。

原來小安安平時經常會打噴嚏、流鼻水，但沒一會兒又好了，媽媽便不以為意，沒想到這竟是鼻子過敏的徵兆！但問題是鼻過敏為何又會造成黑眼圈呢？

鼻子過敏的人，鼻黏膜容易充血且往往會合併眼結膜過敏，引起眼睛癢、結膜充血、眼睛紅腫、不時的眨眼睛，導致眼睛周圍的血液循環不佳，造成眼睛浮腫、色素沉澱，而形成黑眼圈。

這主要是因為眼眶周圍的血管必須經過鼻腔回流，但因為鼻過敏的人鼻黏膜容易充血腫脹，壓迫到回流的血管，所以眼睛部位的血液循環受阻而浮腫，甚至色素沉澱，就會形成黑眼圈。不過，鼻子過敏的小朋友，黑眼圈並不是就會永遠存在，如果控制好病情的話，黑色素自然就不會沉澱，黑眼圈也會跟著漸漸消失。

鼻子過敏居家診斷：

孩子是否為鼻子過敏的高危險群？

你家孩子早上起床打了幾個噴嚏，就開始鼻塞、流鼻水？本來以為孩子感冒了，可是過一陣子又沒事；或是聞到一些特別的氣味，孩子就不斷地打噴嚏、流鼻水，但這些鼻子症狀可能過幾天又消失了，卻又不定時來拜訪，實在搞不清楚是鼻子過敏還是感冒？

覺得很困擾，想帶他去看醫生，卻又覺得好像沒那麼嚴重，但症狀出現時，不理會孩子好像又會感到不舒服，那應該怎麼辦呢？

這裡提供一個鼻子過敏的診斷問卷，經由平常你對孩子各種症狀的出現時間、頻率、引起的不適感以及環境與家族遺傳等影響，來診斷孩子是不是鼻子過敏的高危險群。現在就拿起筆來，針對孩子的症狀來填寫右頁的自我診斷表吧！

♦ 孩子真的是鼻子過敏？

經由右頁的問卷檢測，家長可以推測孩子的鼻子症狀極有可能是鼻子過敏，不過鼻子症狀很多，包括：鼻塞、流鼻水、鼻子發癢、打噴嚏等等，有時還會合併發燒、頭痛等症狀，怎麼判斷確實是鼻子過敏，或者是普通感冒、其他的鼻子疾病還是其他因素引起的鼻子發炎？

以下（請參見 P.29）也提供一個測驗圖，由各種症狀的表現、發作時間與症狀的特異性等等，教你如何判斷孩子是鼻子過敏、感冒以及其他鼻子問題；經

鼻子過敏高危險群自我診斷表

請仔細閱讀下列問題後，若符合你家孩子的症狀，請打「勾」，假如回答「是」的答案愈多，則愈可能是鼻子過敏的高危險群。

症　狀	是	否
1. 最近數月是否持續有鼻塞、打噴嚏、流鼻水、鼻子癢等症狀？	☐	☐
2. 常會揉鼻子、眼睛嗎？	☐	☐
3. 經常有黑眼圈嗎？	☐	☐
4. 睡覺時會打鼾嗎？	☐	☐
5. 常常無法集中精神，影響情緒、影響上學嗎？	☐	☐
6. 經常無法入睡？	☐	☐
7. 嗅覺或味覺曾有過問題嗎？	☐	☐
8. 眼睛或鼻子不舒服症狀會因暴露在香水、香菸或強烈氣味下而惡化嗎？	☐	☐
9. 鼻子的症狀會因暴露在灰塵、動物、黴菌或花粉下而加重嗎？	☐	☐
10. 鼻子不舒服的症狀會有季節變化嗎？	☐	☐
11. 當變換居住環境時有沒有改變原來的情況？	☐	☐
12. 若有，是變好還是變壞？	☐	☐
13. 家族裡是否也有人與孩子有相同的情況？	☐	☐
14. 家族裡與孩子有相同情況的人數多嗎？	☐	☐

（哪些人有相同症狀？☐爸爸 ☐媽媽 ☐祖父母
　☐外祖父母 ☐其他 ＿＿＿＿＿＿）

過測驗之後，你就可以清楚確定孩子的鼻子症狀從何而來，是不是真的鼻子過敏？並且決定下一步該採取的處理步驟，遠離鼻子症狀的困擾。

Ⓠ 當發現孩子鼻子過敏的可能性很高時，父母下一步該怎麼做？

Ⓐ首先就是要依據孩子的症狀，來決定要不要做改善症狀的藥物治療，接下來是症狀治療的藥物控制不佳時，則要考慮抽血檢查，排除其他的因素，如是不是有合併細菌感染等，也可以做過敏原檢測來確定診斷，通常過敏原檢測沒有年齡限制，出生即可做，但是一般 3 歲後做出的結果較為準確。

有過敏家族史的家庭，如果家中的一個小孩已經確定診斷，或是雖然沒有做過過敏檢測但症狀很明顯時，最好是要做過敏檢測並長期控制，當第二個孩子出生時，如果一出生就已經有很明顯的過敏症狀，也必須要好好的治療，但是，如果沒有症狀就觀察即可，有症狀才需要治療。

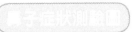 鼻子症狀測驗圖

孩子是否鼻子過敏？

是 →

否 →

鼻 塞 → 流鼻水 → 發 燒

說明
由鼻塞合併流鼻水開始，是鼻子過敏最可能的症狀。

說明
鼻塞、流鼻水伴隨發燒、全身不適的症狀，常是病毒或細菌感染。病毒感染是俗稱的感冒；細菌性的感染，則需要適度的抗生素治療，症狀才會消失。

病毒或細菌感染鼻炎

固定的發作時間：
❶清晨
❷睡前
❸特殊季節
❹特殊氣味
❺次數頻繁

 鼻子發癢

其他鼻子疾病

說明
如果只有鼻塞而無流鼻水、鼻子癢的症狀，可能是其他鼻病，最好到醫院檢查。譬如血管運動性鼻炎或腫瘤，通常不會有鼻子或眼睛癢等症狀。

打噴嚏 有固定的時間

只是偶發或不定時

說明
打噴嚏沒有特定的時間，只是偶爾或不定時，則鼻子過敏的可能性低，這樣多是感冒或是其他的因素引起的鼻炎。

普通感冒或其他因素引起的鼻炎

鼻子過敏

說明
一般鼻子過敏的症狀是：清晨起來鼻塞、連續打好幾下噴嚏、或睡前平躺下就鼻塞，聞到特別的氣味，或特定的季節，特別容易有這種症狀。

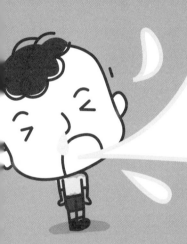

PART 2

您對鼻子過敏
有正確的認知嗎？

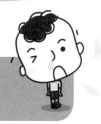

父母應有的基本認識

♥ 台灣孩子過敏的比率有多少？

據衛生署統計，最近幾年過敏疾病罹患率是十年前的十倍，而且以台北與高雄兩大都會城市最為明顯。根據台灣兒童過敏氣喘免疫疾風濕病醫學會的報告，在民國 96 年調查大台北地區與台北市國小學童過敏性鼻炎罹患率，已經增加到將近 50%。推測與都市高度發展有關，越密閉的建築、人口越密集的區域，是過敏疾病好發的地區，而過敏原及空氣污染有著密不可分的因素。

♥ 您了解鼻子過敏嗎？

鼻子過敏與氣喘不同，氣喘嚴重時可能會因呼吸困難而致死，鼻子過敏雖不至於如此，但在平日造成的困擾仍非同小可，最好還是細心治療，如能熟悉鼻子的結構、了解過敏的原因、知道各種治療與預防的

方式並建立正確觀念，相信鼻子過敏就不再是孩子沉重的負擔！

鼻子位於臉部的中央部位，可以用手揉搓，眼睛所看到的外觀部分，是由軟骨與結締組織構成的。而鼻子內部，是空氣進入肺部的第一站，空氣由鼻腔進入後，通過咽喉而進入肺部進行呼吸作用，而這個空氣初步的過濾，是鼻子的主要功能，由硬骨所構成，這部分的構造複雜，必須借助儀器才能看得到，以下將詳細解說鼻子的結構與功能。

◢ 鼻子的結構

臉微朝上時的正面姿勢看鼻子，可以看到兩個對稱的通道，即為鼻腔。兩個對稱鼻腔中間由鼻中隔分開。不論是從外部鼻樑或進入鼻腔裡面觸摸的鼻中隔，用手摸得到的部分是由軟骨構成，這包括鼻孔與鼻前庭。

▼鼻子正面結構圖

鼻中隔

鼻尖　　　鼻翼
　　　　　鼻孔
（內部為鼻前庭）

33

前面部分的鼻中隔為軟骨成分，後面則由硬骨形成。硬骨鼻中隔隔成兩側的鼻腔稱為後鼻孔。再後面則合而為一，進入鼻咽腔，鼻咽經過約九十度的角度進入咽喉部，再進入氣管與肺部。

後鼻孔的硬骨鼻腔壁，可分為突起與形成腔室兩部分。突起的部分稱為鼻甲，分上、中、下三部分，將鼻腔隔成水平的三個鼻道。而另外形成腔室的部分，稱為鼻竇，分為上頜竇、篩竇、額竇及蝶竇。

▼鼻子側面結構圖

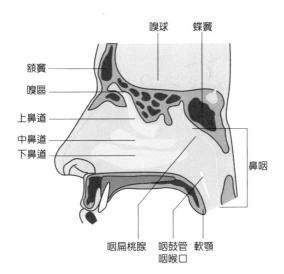

嗅球　蝶竇

額竇

嗅區

上鼻道

中鼻道

下鼻道

鼻咽

咽扁桃腺　咽鼓管咽喉口　軟顎

🔵 鼻子的功能

功能 *1* 呼吸作用

　　鼻子最重要的功能是呼吸，空氣由鼻腔進入，由於鼻腔的緩衝作用，溫度的調整，不至於太過於刺激整個呼吸道。經過鼻咽、口咽、喉部，進入氣管到肺部。呼吸是交換氧氣，即吸入氧氣呼出二氧化碳。

功能 *2* 嗅覺

　　嗅覺神經分布在鼻腔內，當各種氣味分子進入鼻腔刺激嗅覺神經，可以幫助辨別味道。

功能 *3* 排出異物

　　鼻黏膜的纖毛會持續運動，藉由運動將吸入的灰塵與有害物質排出體外。

請問醫生

Q 為什麼鼻塞時講話，
會產生鼻音？

A 因為講話與發聲時，鼻腔具有共鳴的作用，
如果鼻黏膜發炎、腫脹而鼻塞，就會妨礙此功
能，講話就帶有鼻音。

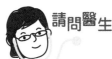
請問醫生

Q 人體的呼吸系統是
如何運作的？

A 呼吸系統是指人體與呼吸有關的所有器官的
組成，包括鼻、口、咽、喉、氣管、支氣管、肺等，
空氣由鼻與口進入後，通過咽喉到達肺部，這時
氧從肺部進入血管，而二氧化碳從肺部排出。

造成孩子鼻過敏的因素有哪些？

家族性遺傳與大環境變化是鼻子過敏的主要原因，但是兩者對個人來説都不容易控制或避免，即使外力介入也很難有效根治，説明如下：

● 家族遺傳

遺傳是過敏相當重要的因素之一，根據研究顯示，過敏是家族性遺傳的疾病，通常家族長者有過敏體質，小孩得到過敏體質的機率也較高。過敏體質是長期「物競天擇，適者生存」的結果，過去用來保護人體、抵抗寄生物入侵的機轉，經時間演變加上大環境的改變，反而變成了現代的文明病。

● 環境變遷

大環境的改變，以過敏原和空氣污染為主，過敏原包括：灰塵、塵蟎、動物皮毛為最常見；空氣污染則有：二手菸、汽車廢氣、工廠廢氣等。但是呼吸空氣是人維持生命的基本條件，因此也就很難杜絕空氣中的灰塵與塵蟎。不過，以目前的醫學而言，避免過敏原、預防與減輕症狀是絕對可以做到的。

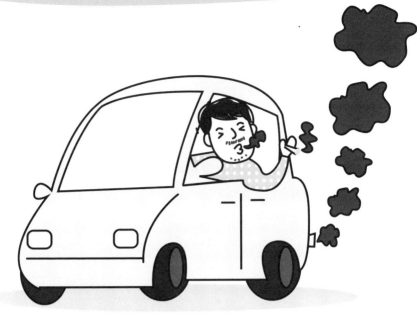

應盡量避免讓孩子接觸到環境中的過敏原。

請問醫生

Q 為何會有過敏體質？

A 過敏機制肇因古代抵禦寄生蟲的免疫機轉發展而來。當時衛生條件差，若人體有抵抗寄生蟲的基因就易存活下來，而對抗寄生蟲的細胞因時空環境的改變，卻成為對抗過敏原的細胞。結果從前好的體質保留下來，轉而變成現代的過敏病。

引發過敏的機轉，
過敏形成有三階段

在了解鼻子為什麼會過敏前，最好先了解過敏的成因與機制，就會很容易進一步了解鼻子過敏。

簡單來說，過敏的發生就是當人體內的 T 淋巴球遇到過敏原後，命令 B 淋巴球製造免疫球蛋白 E（IgE），當免疫球蛋白 E（IgE）在血液或淋巴液內遊走碰到巨大細胞時，它們會黏在巨大細胞、嗜酸性白血球與嗜鹼性白血球的表面上，如果此時身體再次接觸到過敏原，它們三個：免疫球蛋白 E（IgE）、過敏原與巨大細胞、嗜酸性白血球與嗜鹼性白血球，將在巨大細胞上接合，使巨大細胞等釋出化學物質（如組織胺），這些釋出物在身體各處會引起反應，如：水腫、平滑肌肉收縮、支氣管收縮、痰黏液增加、咳嗽、氣喘、眼睛癢、流淚、流鼻水、皮膚發紅、發疹等等，這就是我們常講的過敏，如果發生在鼻子的症狀，就通稱為「鼻子過敏」（請參見 P.41）。

第 **1** 階段

激發敏感期

在這個階段尚未有不舒服的症狀產生，而當人們接觸到過敏原時，身體免疫系統的細胞會因為過敏原的刺激，引發製造免疫球蛋白E（IgE）的抗體。

第 **2** 階段

症狀出現期

免疫球蛋白E（IgE）製造完成後釋出於血液中或是淋巴液內遊走，與過敏原接觸並碰到巨大細胞，發生一串巨大細胞釋放顆粒，對身體產生症狀的過程。這個階段是急性發作，身體已會出現很明顯的症狀。時間大約是接觸到過敏原三十分鐘左右。

第 **3** 階段

後期發作

稱為後期發作是免疫反應延長作用的結果，在這個階段，嗜酸性白血球、巨大細胞與嗜鹼性白血球占著很重要的角色，它會使急性發作的組織繼續發炎反應造成結構性破壞，形成慢性發炎現象。這個階段是過敏持續與否最主要的階段，大約在接觸過敏原八到十二個鐘頭左右出現。

過敏的原理大致相同，都是人體內的抗體（如巨大細胞）與抗原（過敏原）結合所引起釋放組織胺等化學反應，在肺部引起氣管、支氣管收縮，稱為氣喘；在胃部引起嘔吐、拉肚子等症狀，稱為過敏性胃腸炎；在皮膚引起的血管擴張或腫脹，稱為異位性皮膚炎或蕁麻疹。

過敏反應

抗原（過敏原）

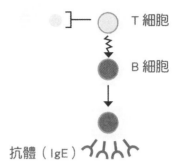

T 細胞

B 細胞

抗體（IgE）

說明

巨噬細胞在體內遇見抗原（過敏原）的訊息傳遞給 T 細胞，T 細胞再命令 B 細胞增殖與分化以製造抗體（免疫球蛋白 E，IgE）。

抗原（過敏原）

抗體（IgE）

巨大細胞

說明

抗體（IgE）在血液中遊走時，與抗原、巨大細胞、嗜酸性白血球等相遇時會互相黏合，此為過敏症狀發作前的準備狀態。

說明

抗體、巨大細胞與嗜酸性白血球黏著後，會釋放出組織胺等化學物質，在人體組織引起發炎、紅腫等過敏症狀。

人體組織發炎

組織胺等化學物質

抗原（過敏原）

抗體（IgE）

巨大細胞

您對鼻子過敏有正確的認知嗎？

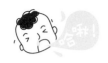 # 醫學小辭典

●過敏原

當身體接觸或吸入到某些特定的物質引起過敏反應，這些物質就是所謂的「過敏原」（allergen）。鼻子過敏原的種類很多，最常見的是塵蟎、食物、動物的皮毛、分泌物、花粉、黴菌及一些藥物等。

●誘發物質

會引起身體組織發炎的一些物質：如細菌、病毒、過敏原等。引起鼻子發炎的誘發物質除了細菌、病毒造成的感染外，過敏原（塵蟎、花粉……）與香菸等也是。

●誘發因子

誘發已經發炎的組織，發生過敏症狀的物質。鼻子過敏的誘發因子：如過敏原、香菸、運動、氣溫、氣候、情緒、氣味、噴霧劑或煙霧等。

「誘發物質」與「誘發因子」之間的不同，主要是在於「誘發物質」不一定會引起過敏的免疫機轉，「誘發因子」是引起過敏的免疫機轉的主要因子。例如：已經發炎的組織，再加上誘發因子的刺激，會加重過敏症狀的嚴重性。過敏原可以是「誘發物質」誘發組織發炎，便是「誘發因子」。

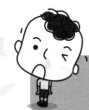

生活中的過敏因子

台灣常見過敏原有哪些？

基本上，過敏原的種類非常多，可說是不下百種，而在台灣引發鼻子過敏最常見的是塵蟎，幾乎有百分之九十的鼻子過敏，都是牠們所造成的，尤其牠們的繁殖力驚人、不易清除，除非家中能清掃得一塵不染，否則難以根除；此外，家中的蟑螂與寵物也是重要過敏來源，蟑螂的分泌物與動物的皮毛，經常也會引起過敏，還有黴菌、花粉、食物、玩具、二手菸、灰塵、工廠廢氣等，都可能是鼻子過敏的殺手。

塵蟎

塵蟎是一種八隻腳的節肢動物，肉眼看不見，需要用低倍（十倍）的顯微鏡或放大鏡，仔細觀察，才能發現。塵蟎以動物的皮屑為生命來源，包括了人、家中小動物、蟑螂、老鼠、棉製品或衣服等所代謝脫落的毛、髮、皮屑，所以在床墊、地毯、長毛衣服、絨毛玩具等地方容易找到牠們；但牠們不喜歡塑膠物質的環境。

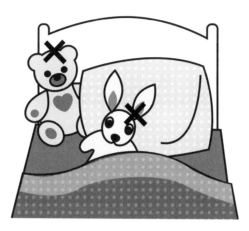

塵蟎是台灣很常見的過敏原。

過敏小常識｜塵蟎小檔案

大小	250 ～ 350 微米
適當的生存溫度	20 ～ 30℃
不適當的生存溫度	＜ 16℃
適當的濕度	70 ～ 80%
不適當的濕度	＜ 50%
居住環境	沙發、地毯、床墊、枕頭、長毛衣服、絨毛玩具、靠墊及其他柔軟物質
繁殖力	一次下二十五至五十顆蛋，每三個星期繁殖一次

塵蟎喜歡濕度較高的環境，濕度七十以上是生長最適當的條件。高緯度與低濕度的地區較不能存活，台灣的海島型氣候，濕度非常的高，最適合塵蟎的居住。而塵蟎的繁殖能力非常的驚人，母蟎一次可以下二十五至五十顆蛋，每三週就有新一代的小蟎出生，所以，一旦有塵蟎，想要徹底清除，是一件非常困難的事。唯一的方法就是保持乾燥，將濕度控制在五十以下，並將家裡整理得一塵不染，才有根除的可能。

塵蟎引起過敏的原因

塵蟎引起過敏的物質，主要是牠的代謝物——糞，含有豐富消化酵素的蛋白質，經人體吸入後被分解為較小的蛋白質，這些蛋白質就是過敏原。目前被分離出最常見、最常被研究的過敏原是 Derp1，一般環境中，Derp1 濃度不超過 2 微克 / 每克（等於 100 單位塵蟎）時是不會引發過敏反應，但超過時（尤其是大於 10 微克），則會增加過敏的危險性。

● 蟑螂

在台灣的過敏原排行榜中，牠是位居第二，緊緊追趕在塵蟎之後。蟑螂是無孔不入的生物，有人把牠形容如水、膠一般，只要是能夠鑽、有可以維生的物

質，它們就會變身侵入。不過，牠們最喜歡居住的場所還是在有人類的地方，可以吃剩下的食物，或是才做好、剛買回來的食物，家中的餐廳、浴室，外面的餐館、麵包店、超商等，都是牠們喜歡居住的環境。

蟑螂引起過敏的原因

對人類來說，蟑螂會引發過敏的物質，就是牠們所產生出來的代謝物，而且牠們的唾液與身體的分解物也是過敏原。這些消化酵素的蛋白質，經過人體吸入後被分解成為較小的蛋白質，即造成過敏的症狀。

還有需要注意的是，蟑螂走過的地方如食物、餐盤等物品或食品，若每次使用時沒有先清洗乾淨，或將食物放於牠們爬過的地方，用了、吃了也都會引起過敏反應。

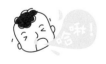

過敏相關數據

有研究報告統計出，居住在內地大城市的居民，對蟑螂的過敏較多，這可能是因為人口密集的地方蟑螂的數目也較多有關。

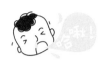

過敏相關數據

不同過敏原的發生比例

過敏原種類	發生比率
灰塵	>90%
塵蟎	>90%
蟑螂	30-40%
動物皮毛	貓、狗等 10-20%
黴菌	>10%
其他：食物	0.1 ～ >10%

附註：

世界各國的研究中，在超過五萬種的塵蟎裡，其中二種與我們過敏疾病最有關係，即歐洲式塵蟎與美洲式塵蟎。其他的種類，會因地區的不同而有些許的差異，在台灣的研究中，也是以這兩種為主要過敏原。

動物皮毛

`貓`

　　寵物中屬貓對過敏的影響最大。貓的口水是最主要的過敏物質，而且一旦因為貓而過敏，往往不容易治療。因為貓很愛乾淨，常常用牠的口水來清潔自己的毛，如果是貓的喜好者，必定會發現貓每天花在清潔毛髮的時間非常多，由此可以推斷牠身上有很多唾液分泌物，對過敏的人來說，可是揮之不去的煩惱。

　　對貓的過敏，經常不是開始養牠就出現，而是經過一段相當長的時日，可能一、兩年以上才會出現，

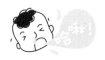 **過敏小常識**

　　貓的唾液非常黏稠，不容易去除乾淨，而且會留在人的身上、衣服上、貓自己的毛髮上，如果與貓接觸後，一定得徹底清理身上任何接觸過的地方，包括手、身軀、頭髮與衣褲等。時時將家中環境及自身保持乾淨，也要經常清洗飼養的貓，才會減少貓所帶來的過敏疾病。

出現後對家中、朋友家或其他有貓的地方都會引發症狀。一旦開始有症狀，治療上就會很辛苦，因為大部分的人已對牠割捨不下，家裡也到處充滿著牠所帶來的過敏原，必須重新換個新環境才能有所改善。因此，必須做個抉擇，長期治療才行，萬一無法做出忍痛的決定，貓與過敏者的距離與生活作息，則必須做個相當大的調整才行。

狗

對狗過敏的情況比較好一點，發生率約是貓的十分之一，而且反應也較輕微，愛狗比愛貓的人較可以放心的養。但是，清潔工作不論是家中或是對狗的本身還是不可以忽略。

🌢 其他過敏原

黴菌

黴菌也是台灣較常見的過敏原之一。天氣較潮濕，尤其是春天梅雨季節的時期，是黴菌最容易孳生的時候。家中潮濕的浴室、廚房、儲藏室等也是黴菌的溫床。

花粉、動物、飲食

對花粉過敏的季節性鼻子過敏在歐美很多，不過在台灣相對的少見。其他的過敏原，例如：鳥、兔子、鴨子、豬或其他動物等等。食物引起的，如蛋、帶殼海鮮、魚、花生、牛奶、芒果、奇異果等等，也都可能是過敏原，但在臨床上比例小於 1%。

◆ 空氣污染

近幾年，不論是在環保或是預防疾病醫學研究等方面，對空氣污染所引起的問題非常重視，在引起過敏的反應上也有較清楚的認識。空氣污染是指：在空氣中，存在許多固體、液態或氣體的物質，如：細菌、灰塵、水蒸汽粒子、煙霧等等，當這些物質的量增多到一定程度，可能會傷害動、植物的生命，造成財物損失或影響生活品質，整個現象就稱為空氣污染。

空氣污染的物質，對過敏疾病而言，它與過敏原類似，是一個「誘發因子」，是誘發已經發炎的組織，產生過敏症狀的物質。空氣污染可以分為室內與室外兩方面來評估，而室內的重要性遠高於室外，因為在室內的時間多出室外好幾倍，因此主要是以防範室內空氣污染為主。

室內空氣污染

香菸與二手菸

　　香菸與二手菸甚至是三手菸（附著於衣物上的煙味）在室內的空氣污染中是非常重要，也可以說是與鼻子過敏最有關係的物質。吸入的香菸顆粒會直接傷害吸菸者的肺部組織，對於過敏疾病而言，抽菸者本身可能不會有直接的關係，但對於學齡前的嬰幼兒，尤其是嬰兒，吸二手菸、三手菸引發過敏疾病的重要性遠高於塵蟎因素。

二氧化硫、氮氧化物、碳氫化合物

　　以天然氣燃燒作為家中主要伙食能源的家庭，二氧化硫、氮氧化物（如二氧化氮）、碳氫化合物（如二氧化碳）是最直接的空氣污染物，這些物質吸入會直接造成肺部組織的破壞。前面提過若屋內過敏原濃度高過一定程度時，會增加過敏的危險性，但當室內有這些空氣污染物加上高濕度時，過敏原濃度只要增加一點就會引發過敏反應。

揮發性清潔劑、有機物質與噴霧式物質

　　這些物質如：酒精、丙酮、樹脂、福馬林等。在日常生活中可見到的用品有：畫畫的顏料、黏接物、家具、衣物、清潔用品、消毒劑與建築材質等等。在

過敏疾病的因素中，主要是在於它們的製劑產物，而不是這些物質本身，這些產物的作用干擾了過敏組織，而使過敏疾病更加嚴重。

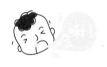 ## 過敏相關數據

根據統計顯示，如果家中只有一人吸菸，小孩過敏疾病（鼻子過敏或氣喘）的罹患率是 5% 到 7.7%；但家中有兩人或以上吸菸，造成家中過敏疾病的機會是只有一人吸菸的四倍，因此，家中有小孩患有過敏者，家人最好不要在家中吸菸。

另外，根據研究報告指出，一天平均抽一包香菸者的家中，測出的菸霧濃度約為 20 微克 / 每立方公尺，然而點燃菸抽時所測出的菸霧濃度則高達 500 到 1000 微克 / 每立方毫米。距離吸菸的人 50 公分以內，吸入的二手菸是吸菸人本身吸收的十倍以上，因此，絕對不容忽視二手菸的嚴重性。

室外空氣污染

汽車排放的廢棄物

近幾年來人車氾濫已經到了停車位一位難求的程度。據全球的統計中，四十年來交通工具成長了十倍，它所產生廢氣物的量可想而知的驚人。交通工具所排放出來的廢氣，會使身體組織造成過敏性發炎，增加呼吸道的過敏反應，是造成現代過敏疾病增加的原因之一。這些交通工具所排放出來的廢氣物以二氧化硫與碳氫化合物（如二氧化碳）最為重要。

臭氧

在大氣層中，臭氧層可以防止傷害性極大的紫外線直接照射地球表面，對人類與其他生物有保護作用。然而，接近地球表面的臭氧，則是有害的物質，

請問醫生

Q 何時出門才能避開空氣污染引起的過敏呢？

A 相關研究報告建議，下午二時至六時是陽光紫外線最強的時候，也是臭氧濃度最高的時候，最好少出門，以減少肺部與皮膚的疾病。

在我們日常生活中，主要的來源是人為的污染物排放出來後，如汽車排放、煮東西時燃燒產物等，經過日光照射後產生光化學反應而生成。暴露在臭氧中會引起呼吸道等疾病。

沙塵暴

沙塵暴是指風捲起地表的沙塵，影響能見度的天氣，常見於冬春兩季。近年因為中國內陸沙漠化情形嚴重，揚起的沙塵經常伴隨著西風帶向東傳送而影響台灣。當沙塵暴來襲時，吸入空氣中的沙塵，常會引起氣喘發作，因此少外出，出門最好戴口罩。家裡也要減少灰塵的進入，關窗戶、開空氣清淨機是必要的。

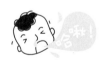

過敏相關數據

流行病學的研究報告指出，住在靠近街道、交通頻繁地區的居民，過敏疾病發生的機率增加。會有這樣的結果，主要是因為他們發現這些居民普遍肺部功能比居住在其他區域的居民差，而肺功能降低的情形，相對的會增加對過敏原的敏感度，容易導致過敏疾病的發作。

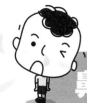

鼻過敏的合併症有哪些？

鼻過敏常易引起的併發症

鼻子過敏經常會引起併發症，最常見的就是大家熟知的氣喘，其他如中耳炎、鼻竇炎也是常發生在小朋友身上的併發症，因此，鼻子過敏已經帶來不少困擾，不幸有合併症出現的話，更是令人憂心。

要如何得知孩子的鼻子過敏有沒有引發合併症呢？如果你已經確知孩子患有過敏性鼻炎，或是經由第一章的兩個測驗（請參見 P.27 及 P.29），推測孩子的鼻子症狀就是鼻子過敏，那麼你可以為孩子進行下頁所提供的鼻子過敏合併症診斷圖，藉由這個診斷圖，你可以很快得知孩子有沒有合併症的問題，並認識這些合併症的症狀，當有這些類似症狀出現時，就要趕緊到醫院檢查與治療，千萬不要拖延，以免延誤了診治。現在就開始接受檢測吧！

鼻子過敏的合併症大致可分為下列五大類，彼此並非互相排斥，所有的組合症狀都有可能會出現。

合併症診斷圖   過敏性鼻炎

❶鼻涕濃綠有雜   ❷長期咳嗽、喉   ❸耳朵痛、有氣沉
　色、有異味　　　　　曨不舒服、氣　　　　聲、耳鳴、說話
　　　　　　　　　　　喘、呼吸困難　　　　或聽聲音有回音

說明
鼻子過敏常伴隨著
過敏性氣喘或異位
性皮膚炎。約有三
成鼻子過敏的病
患，同時合併氣喘
的症狀和慢性咳
嗽，如果有鼻水倒
流，長期刺激喉
曨，造成不舒服、
咳嗽或不知不覺清
喉曨，發出怪聲與
氣喘發作，則需要
積極治療。

　　　　　　　　　　說明　　　　　　　　**說明**
　　　　　　　　　　鼻子過敏常伴隨著　　約有兩成的鼻子過
　　　　　　　　　　過敏性氣喘或異位　　敏會發生中耳炎。
　　　　　　　　　　性皮膚炎。約有三　　鼻子發炎，分泌物
　　　　　　　　　　成鼻子過敏的病　　　過多時，會因為
　　　　　　　　　　患，同時合併氣喘　　經由歐氏管流入耳
　　　　　　　　　　的症狀和慢性咳　　　內，導致中耳發
　　　　　　　　　　嗽，如果有鼻水倒　　炎。這些症狀有：
　　　　　　　　　　流，長期刺激喉　　　耳朵痛、耳朵有氣
　　　　　　　　　　曨，造成不舒服、　　泡聲、聽聲音或說
　　　　　　　　　　咳嗽或不知不覺清　　話的時候會覺得自
　　　　　　　　　　喉曨，發出怪聲與　　己的聲音變大有回
　　　　　　　　　　氣喘發作，則需要　　音，外在的聲音則
　　　　　　　　　　積極治療。　　　　　變小，或嗡嗡叫，
　　　　　　　　　　　　　　　　　　　　有時還會耳鳴。需
　　　　　　　　　　　　　　　　　　　　要評估是否為急性
　　　　　　　　　　　　　　　　　　　　中耳炎或中耳積
　　　　　　　　　　　　　　　　　　　　水，並對症治療。

合併感染

　　　　　　　　　　合併氣喘

　　　　　　　　　　　　　　　　　　　　合併中耳炎

需查明感染原若為
細菌性感染需要用
　抗生素治療　　　　需要積極治療　　　需查明是急性中耳
　　　　　　　　　　　　　　　　　　　炎或中耳積水，並
　　　　　　　　　　　　　　　　　　　　且對症治療

56

❹鼻涕轉成濃綠、合併發燒或無，但鼻翼、眼窩、上額有壓痛或敲痛感

說明

約有七成鼻子過敏的病人，也會伴隨鼻竇發炎。鼻竇中充滿了黏膜，當這些黏膜腫脹、發炎時，即表示鼻竇發炎，引起鼻竇發炎與鼻炎的原因相似：病毒、細菌、黴菌或其他原因等都會引起，症狀也很相似。不過，如果有合併鼻子兩側或上額眼窩附近壓痛或敲痛，則可能是引發鼻竇炎。鼻竇發炎亦可分為急性與慢性。一定要經過醫生好好評估與治療。

合併鼻竇炎

需要積極治療

❺頭痛、頭暈、失眠、焦慮、注意力不集中等等

說明

長期鼻塞、鼻黏膜過度充血，以至於不容易入睡，睡眠不足，早上起來精神不濟，注意力不集中，影響心情，產生焦慮，導致頭痛、頭暈、失眠，如此的惡性循環，加重了鼻子的症狀，也會大大造成精神上的不適，因此，如有這種情況，需要與醫師好好地配合，將鼻子過敏徹底改善才行。

合併焦慮、慢性頭痛

需要跟鼻子過敏一起改善與治療

附註

由於有可能同時併發兩種以上的鼻子疾病，所以在做這個測驗時，最好能將每一種症狀都仔細閱讀，不要錯過，也許孩子的鼻子過敏合併了細菌性感染、氣喘或是中耳炎等等，最好能及早發現、及早治療。

10 個常見的鼻過敏合併症

　　長期的鼻子過敏也容易引起併發症或慢性疾病，如鼻竇炎、中耳炎等，有些併發症或慢性病嚴重時，運用保守的藥物治療無效，還需要手術開刀、住院觀察，因此，鼻子過敏雖不是什麼了不起的大病，但也不能輕忽。關於鼻子過敏的併發症詳述於下。

◦ 中耳炎

　　中耳炎是年紀較小的孩童最容易得的併發症。以解剖位置來說，鼻腔與中耳腔以耳咽管相通，鼻子與中耳經過歐氏管相連接，如此可以調整中耳的壓力，但是當鼻子發炎、分泌物過多時，會經由歐氏管流入耳內，導致中耳發炎（可參見下面耳朵構造圖）。

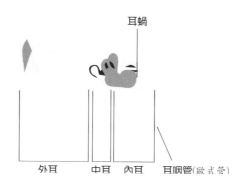

▼耳朵構造圖

耳蝸

外耳　　中耳　內耳　　耳咽管(歐式管)

中耳炎會引起聽力受損，症狀有：耳朵痛、耳朵有氣泡聲、聽聲音或說話時會覺得自己的聲音變大有回音、外在的聲音變小或嗡嗡叫，有時還會耳鳴，形成注意力不集中。

鼻竇炎

另一個長期鼻子過敏重要的併發症是鼻竇炎。鼻竇是外鼻周圍一種充滿氣體的空腔，人的鼻竇共有四對：額竇、篩竇、蝶竇、頜竇，由於鼻竇是上呼吸道的延伸，如果鼻腔受到感染也可能會影響到鼻竇，讓鼻竇中充滿了黏膜，而當這些黏膜腫脹、發炎時，表示鼻竇發炎。

▼鼻竇位置圖

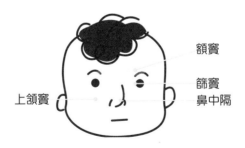

上頜竇

額竇

篩竇
鼻中隔

鼻竇炎又分為急性與慢性，輕者用抗組織胺或抗生素等藥物可以治癒，重者需要開刀接受治療，將鼻竇中的膿液引流出來，才能夠痊癒。

請問醫生

Q 鼻子常年過敏，不用理會它自己會好？

A 有很多鼻子過敏的病患因併發頭痛症狀，卻以為是頭痛就醫，診察的結果卻是鼻子過敏引起的，待鼻子的症狀控制以後，頭痛也跟著改善。

若是長期的過敏症狀沒有改善，如分泌物成濃稠、黃綠色，且有異味時，則要考慮是細菌性感染，需要前往醫院好好地評估與治療。

因為鼻子的症狀對鼻子過敏的人而言，已是稀鬆平常、不足為奇，所以有的時候，初期的感冒症狀會被誤以為是鼻子過敏復發而不予以理會，因而導致病情加重，引發細支氣管發炎、鼻竇炎、中耳炎、甚至肺炎等，因此，若有鼻子的症狀持續兩天以上，服了抗過敏藥沒有改善時，還是找醫師確認診斷為宜。

鼻子過敏除了容易引起鼻涕倒流，還會不自主的清喉嚨、咳嗽。鼻黏膜充血也經常合併眼結膜過敏，引起眼睛癢、結膜充血、眼睛紅腫、不時的眨眼睛，更嚴重者會出現黑眼圈，這些症狀特別容易在鼻子過敏的小朋友中發現。

慢性咳嗽

由於鼻水倒流、長期刺激喉嚨，會造成喉嚨不舒服、咳嗽或不知不覺清喉嚨，而發出怪聲。

合併細菌感染

鼻子過敏引發的分泌物是清澈的鼻水，偶爾停留在鼻子久一點，鼻水將會轉成鼻涕，有一點濃濃黏稠的分泌物，如果長期不理會而引起細菌感染，可能會造成其他併發疾病。

氣喘或異位性皮膚炎

根據研究顯示，鼻子過敏也常伴隨著過敏性氣喘或異位性皮膚炎。可能會出現胸悶、咳嗽、喘鳴與呼吸困難，或是在皮膚出現極癢的紅疹。

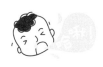

過敏相關數據

約有三成鼻子過敏的病患，同時合併氣喘的症狀或異位性皮膚炎等其他過敏性疾病。因此，有鼻子過敏的人，平時也要觀察自己是否有皮膚、眼結膜或是其他器官的過敏症狀。

◆ 頭暈、頭痛

　　長期的鼻塞、鼻黏膜過度充血，影響到頭部的血液循環，導致頭痛、注意力不集中。這在頭痛門診當中占的比例不少。

◆ 焦慮、失眠

　　因長期鼻塞、鼻黏膜過度充血，以致不容易入睡、睡眠不足，早上起來精神不濟、注意力不集中，影響心情、產生焦慮，造成精神上不適。

◆ 鼻息肉

　　早期認為鼻息肉是由於鼻子過敏導致，不過近幾年來發現很多原因都會造成，鼻子過敏只是其中之一的因素而已。如果鼻息肉導致呼吸困難，影響生活品質時，需動手術切除以改善症狀。

▼鼻息肉可能生長的位置

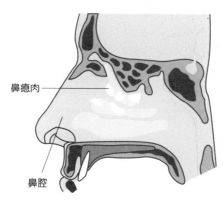

鼻瘜肉

鼻腔

◖ 嗅覺障礙

嗅覺神經在鼻腔內，有辨別味道的功能。如果因為併發症感染，傷及嗅覺神經時，會造成嗅覺障礙，影響到生活品質。

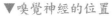
▼嗅覺神經的位置

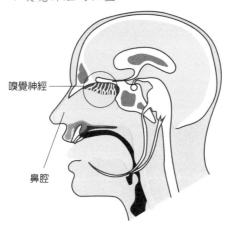

嗅覺神經

鼻腔

◖ 流鼻血

由於鼻子發癢又一直流鼻水，當鼻水轉為濃稠的鼻涕黏在鼻孔附近時，會引起鼻癢的不舒服感，自然就會想用手指去摳，如果摳得太用力，還可能造成傷口、流鼻血，尤其小孩特別會忍不住去摳鼻孔，形成經常性流鼻血。

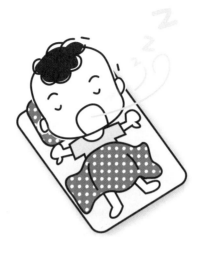

鼻子過敏的小孩，因為夜間睡覺會張口呼吸，
故容易有打鼾的情況。

医生叮嚀

　　有些鼻子過敏的小孩，會有打鼾的現象，主
要是因為過敏以至於鼻腔黏膜腫脹引起鼻塞，長
期下來孩童無法正常呼吸，經常會張口呼吸，連
夜間睡覺也張口呼吸，因而造成打鼾的情況。

鼻過敏對孩子生活的影響？

鼻子過敏是大人小孩都可能有的毛病，可是症狀依個人情況而有所不同，過敏原也不見得相同，有人的過敏情況很固定、有週期性、容易預測；有的人卻變化無常、發作不定期、不容易預測，很難找到一個準確的標準，雖然在治療上有其基本的準則，但是也不盡相同，而且經過治療後，有人很快就能進入狀況，有人卻一點反應都沒有，不但自己煩惱，醫生也覺得棘手，所以可說是過敏人人可能都會有，但人人都不相同。

鼻過敏雖不像一般的急症必須當下馬上治療，但它對孩子的生活及身體的長遠影響，實在不容小覷。以下列舉一些鼻過敏患童的真實案例，爸媽可以藉此明瞭，鼻子過敏引起的症狀雖不會致命，不過長期的過敏症狀與不舒服，如果沒有找出真正的致病因素、給予適度的治療，容易導致注意力無法集中，影響情緒、工作能力，更會影響生活品質，尤其是年紀較輕的小孩，長期的鼻子過敏，會影響睡眠與學習能力。

上高中的林同學，因為鼻塞流鼻水的現象斷斷續續已經持續三年，自從他全家搬到新竹附近居住後，由於新竹經常有強風，且較為潮濕，症狀就開始加重，最近因症狀持續且已經無法正常作息。媽媽看其症狀苦不堪言，曾經在當地的診所看診服藥，但就是無法改善。

醫師分析

經理學檢查，發現鼻黏膜有充血的情形，但無其他的併發症，因此，先給予藥物與噴劑治療一個月後，改只用噴劑治療。目前症狀已大大的改善，流鼻水的症狀已完全消除，鼻塞偶爾才發生。

八歲的恬恬，聽老師說最近上課時不專心，常常裝鬼臉，裝模作樣，弄得班上小朋友哄堂大笑，老師幾次要她安靜，但她安靜幾分鐘後又開始眨眼睛、捏鼻子，跟媽媽反應幾次，媽媽剛開始還不自覺，最近卻發現小恬恬確實過度好動，連在家裡也幾乎沒有一刻安靜下來，懷疑會不會是過動兒，於是帶小恬恬來醫院求診。

醫師分析

經過問診與全身檢查後，確定恬恬不是過動兒，她眨眼睛、捏鼻子等作鬼臉的表現，是由於過敏性鼻炎使得她鼻子癢、不舒服，臉部才會不自覺的扭曲。

案例 3

十歲的周小弟弟，最近一年來時常喊頭痛，起初媽媽沒有很在意，近幾個月來症狀及頻率有加劇的情形，早上起來會打噴嚏，一躺下去就有嚴重鼻塞，半夜打鼾，用口呼吸的情形已有將近五年的情況，曾經也有醫師診斷為過敏性鼻炎，只是沒有持續的治療，因症狀減輕便自動停藥。

醫師分析

經過檢查，發現鼻黏膜變肥厚且蒼白，流出來的鼻分泌物成清晰透明樣，臉部亦無壓、敲痛點，不過，壓腦後枕部與太陽穴有明顯的疼痛反應。經過解說予以適當的處置，依醫師指示服藥、清理鼻涕，如今周小弟弟的頭痛症狀已解除，鼻塞與晨間打噴嚏的症狀亦有改善，目前仍繼續於門診中追蹤治療。

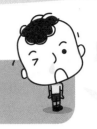

鼻過敏的治療

♥ 鼻過敏常見的錯誤治療觀念

　　由於空氣污染日漸嚴重，愈來愈多孩子早晨起床就噴嚏連連、鼻塞或眼睛癢，不知情的父母會以為孩子感冒了，知道孩子是鼻子過敏的，心理又開始犯嘀咕，急著找藥、找醫生，造成生活不小的困擾，鼻子過敏可說是現代孩子常見的文明病。

　　講到鼻子過敏的治療與心得，可能會有許多不同的意見，有人覺得鼻子過敏吃些治過敏的成藥就行、有人則是戰戰兢兢到處找偏方、還有人害怕過敏藥物的副作用堅決不讓孩子使用，這些錯誤的觀念常會導致錯誤的治療方法，輕者可能多花些冤枉錢，重者還會延誤診治變成慢性、合併疾病，或是因治療不當而產生危險。本書舉出常見的七種錯誤觀念，詳細說明如下。

錯誤 *1* 鼻子過敏是常見的毛病，不必理它！

雖然輕微的鼻子過敏沒有治療，不會導致太大的影響。但是一般說來，鼻塞、鼻子癢的不舒服症狀，如果沒有適度的治療，容易導致無法集中注意力，影響情緒、影響工作，更會影響生活品質。另外，也容易引起併發症，如鼻竇炎、中耳炎等，尤其影響小孩子的學習能力。

錯誤 *2* 西藥傷身，中藥、草藥不會

有些西藥有較大的副作用如類固醇，使用不當確實會導致所謂的傷身體，所以一般人認為，中藥、草藥藥性溫和較不會傷身。其實中藥、草藥亦有嚴重的副作用，不可以一概而論。不管使用什麼藥，需注意它們的正確用法、劑量、使用原則、副作用，然後權衡輕重、多方參考，再選擇一種最適合自己的治療方式。最好還是經由中醫師診治後再依指示服用。

錯誤 *3* 類固醇嚇死人，不用也罷

長期服用類固醇是會造成非常大的副作用，短期的服用，雖造成全身性的副作用較少，但也會產生腸

胃不適、水分滯留、頭痛等症狀。因此，目前改良長期使用的劑型，以噴鼻劑型為主，而且為長效，一天只用一次，劑量少、副作用也很少，類固醇只要使用得宜就是良藥，不要因噎廢食。

錯誤 4　治療鼻子過敏有獨門方法

有些家長寧願相信親朋好友推薦的偏方或是廣告所宣稱的獨門方法，但卻不相信醫師苦口婆心的建議療法，而且這些偏方通常價錢昂貴得驚人，有時花錢還不打緊，傷了身體就得不償失了。

錯誤 5　市售的鼻藥安全無慮

並不是市面上，可以自行購買的藥，就比處方用藥安全，因之不管如何使用，都不會出問題。一般市面上販售的成藥，是屬於歷史較久、副作用廣為人知的。但是如果你一知半解，胡亂使用，後果仍然可能非常嚴重。兒童的用藥需依年齡來選擇種類，依體重調整劑量，因此不建議自行購買成藥給兒童服用，以免吃錯藥或是服藥過量。

錯誤 6 醫師建議開刀，卻拒絕開刀

　　大部分人談開刀色變，這是無可厚非。但開刀
手術也有危險程度的輕重及後遺症大小之分，不能一
慨而論。有些併發症，開刀可以根治，不開則會有生
命危險，開刀手術後遺症又輕又少，不要為反對而反
對。一般來説，鼻子過敏是不需要開刀的，除必要時
像是先天的結構異常才會建議開刀，如需要時，應聽
醫師詳細解説，多了解再決定。

錯誤 7 治不好是醫師的事，與我無關

　　許多病例醫治成功與否的關鍵在患者本身，包括
配合醫師指示服藥、避免日常生活中的過敏原、做好
防範的措施等等，都是成功治療的關鍵。因此不能以
把問題拋給醫師的心態治病，造成延誤疾病或延長達
成緩解的時間，甚至增加花費，就是咎由自取。

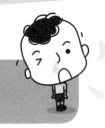

鼻子過敏 Q&A

❓ 爸媽一方有鼻過敏，就會遺傳給小孩？

　　根據醫學的統計：過敏疾病約 1/3 是遺傳，1/3 是大環境的因素，1/3 是其他因素引發。有過敏的家族史，家中母親是過敏體質，孩子約有 1/3 的機會是過敏體質。若母親及家中有一人也是過敏時，則再生出小孩的過敏機率提高至 2/3。

❓ 鼻過敏不看醫生會自動痊癒嗎？

　　鼻子過敏有可能不吃藥、不打針就自動痊癒嗎？其實很難說，因為鼻子過敏的病程與流行性感冒不同，一般感冒有時不吃藥、休息幾天也可以自動痊癒，但鼻子過敏往往沒有這麼簡單，過敏原如果不移除，過敏症狀是很難消失的，甚至可以持續好幾個月到一整年。不過輕微的過敏症狀，不見得要服用藥物，可能幾個鐘頭以後會逐漸消失，或是用簡單的方法，例如：避免再接觸過敏原、適度的輕輕按摩促

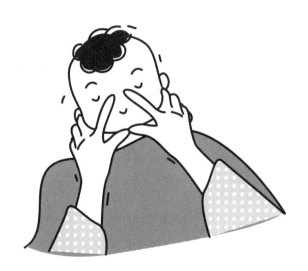

進血液循環等就能改善（請參見第四章 P.191）。但要注意的是，萬一出現其他特殊的症狀（如發燒），或引發合併症（如中耳炎、鼻竇炎等）時，就不能不管它，那些症狀無法憑空消失，必須接受治療才會痊癒。

適度的輕輕按摩，促進血液循環
也能能改善鼻過敏。

嬰兒時期有異位性皮膚炎，長大一定就會鼻過敏嗎？

嬰兒時期就有異位性皮膚炎，長大不一定就會鼻過敏，主要是要靠寶寶自己的免疫系統調整，約有1/3 的寶寶在二到三歲以後，皮膚的症狀會改善，也沒有氣喘與鼻過敏的症狀出現。當然，過敏的基因是不會改變，一旦身體的免疫機制改變，還是有可能誘發過敏的症狀，因此還是需要個案觀察，而無法給予絕對不會這樣的保證。

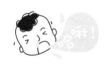

過敏相關數據

有些過敏的反應很快、很兇猛，會危及生命。有些則是幾天幾月後才發生症狀，這種情形比較不會致命，但卻是會影響生活的品質，慢性氣喘、異位性皮膚炎與過敏性鼻炎就是屬於這種型態的過敏反應。

孩子的鼻子經常發癢或
是有黑眼圈就是鼻子過敏嗎？

鼻子過敏最常有的症狀包括：鼻子癢、打噴嚏、流清澈透明的鼻水、鼻塞等，有時會併發眼睛發癢、耳朵與喉嚨不舒服、頭痛、咳嗽與精神焦慮等症狀、嚴重時會導致黑眼圈的出現。出現這些症狀，即表示我們的鼻子有了問題，必須找出原因，做適當的處理；但值得注意的是，如果只是短暫、偶發的症狀，並非鼻子過敏，除非是經常出現、持續一段時間以上，且多在特殊季節或時間發生的，才可能是鼻子過敏。因此當孩子的鼻子經常發癢或是有黑眼圈則有可能是鼻子過敏，但還需要經過醫師的觀察與評估，必要時做抽血檢查，才能確定診斷。

 ## 一直流清鼻涕是過敏還是感冒？

一直流清鼻涕是過敏還是感冒，兩者都有可能，需要依據當時病情來判斷，因此，當孩子一直流清鼻涕時，應該帶給醫師檢查，才能下診斷。一般而言，如果只是短暫、偶發的症狀，並非鼻子過敏，除非是經常出現、持續一段時間以上，且多在特殊季節或時間發生的，才可能是鼻子過敏。

孩子是季節性過敏，
還是長年性鼻子過敏？

　　鼻子過敏依發作的時間來區分，可以分成「季節性過敏」與「長年性過敏」兩類。季節性鼻子過敏就是俗稱的乾草熱，通常是指在草木傳播花粉的季節，由花粉引起的過敏，這類過敏只要季節一到、接觸到過敏原，馬上症狀就會發作，唯一預防的方法，就是確知季節時候，在事前服送藥物，避免過敏原進入體內，但這類型的過敏在國內相對少見，但仍有花粉引起的病例，在國外比較多。在台灣季節性過敏常發生於春秋季節交替的時候，多由於溫度、濕度的轉變而引發。

醫生叮嚀

　　有些人在台灣不會過敏，但到了國外，卻發生了有生以來第一次的過敏，原因就是患了季節性過敏，接觸到國外的花粉，形成過敏原，開啟了體內過敏機制，因此不要以為成年後沒有過敏，就一輩子不會得到過敏。

而長年性的鼻子過敏，症狀與季節性過敏類似，只是發作時間與季節無關，過敏原也不相同，可能是一年四季都存在的塵蟎、蟑螂、黴菌等所引起的，患者整年都得忍受過敏之苦，居家必須保持清潔，而且外出或活動時，也要預先使用藥物，防止過敏突然發生，因此家中若有過敏性鼻炎患者，動不動就會鬧得草木皆兵，真是一點也不為過。

有季節性鼻過敏的孩子
要如何預防發作？

季節性鼻子過敏是指具有季節性發作的過敏疾病，症狀有打噴嚏、流鼻水、鼻塞、眼睛癢、喉嚨癢等等，發病時期與花粉傳播的季節有關，在台灣通常以春、秋兩季草木繁殖的季節為主，但是台灣的季節性鼻過敏患者較少，國外則相當普遍，不過各地區有些差異，可能有人從二、三月就開始，有人則從五、六月以後才開始，根據對不同植物花粉的過敏，發作

醫生叮嚀

如果有季節性的鼻子過敏，盡可能在發作前，找醫師診察一次，做好預防的工作。

時間也略有不同，可能有人對開花植物過敏、有人對草本植物過敏，因此，醫治季節性鼻子過敏，首要找出到底是何種植物引起的，並且減少接近該植物，尤其在該植物繁殖的季節，更要做好防範措施。

預防方式

如果知道是過敏的季節，應事先準備過敏藥物。

花粉季節，如春秋季節交替時，應減少戶外活動，出門時最好戴口罩、帽子與太陽眼鏡。

保持室內濕度與溫度的恆定。

外出回家，最好將衣物清洗乾淨，以免沾帶過敏原回家中。

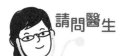 請問醫生

Q什麼是花粉？

A花粉是植物繁殖的重要元素，通常由植物的雄株產生，花粉很小很輕，常藉由風力、蜜蜂或其他動物傳播到雌株植物上進行授粉作用，繁衍下一代。花粉用肉眼無法看見，當它飄散在空氣中，不幸被過敏患者吸入時，就會引起過敏症狀。

有長年性鼻過敏的孩子
要如何預防發作？

　　長年性鼻子過敏是不分季節、一年到頭都有可能發作的過敏疾病，症狀與季節性過敏類似，引起過敏的過敏原很多，而且非常不易消除，舉凡灰塵、塵蟎、動物皮毛、蟑螂等等都是，台灣長年性鼻過敏的患者相當多，而且過敏原多是肉眼看不見的塵蟎。長年性鼻過敏除了適時服用藥物、盡量做好預防性工作外，幾乎沒有辦法隔絕過敏發生。

預防方式
- 家中保持乾淨。
- 減少過敏原存在的可能。
- 隨時攜帶藥物，避免突來的發作。
- 出門最好戴上口罩與太陽眼鏡。

 ## 緊張、焦慮或壓力大時，
會不會引起鼻子過敏？

　　情緒過於激動是有可能導致過敏，但因情緒因素引起的鼻子過敏者較少，比較常見的是因情緒而引起氣喘。

長期的鼻子過敏會不會引起鼻咽癌？

基本上是不會的。因為根據研究顯示，鼻子過敏與鼻咽癌之間並沒有直接影響關係，而且近年來許多研究已經證實，鼻咽癌的發生與一種名為 EB 的濾過性病毒有關，因此，鼻子過敏是不會導致鼻咽癌的。

孩子長期鼻子過敏、慢性咳嗽，是否會導致氣喘？怎麼保養？

孩子長期鼻子過敏、慢性咳嗽，可能是鼻涕倒流引起，或者是寶寶本身就有鼻子過敏與氣喘兩種症狀同時存在，並非鼻子過敏導致氣喘。如果寶寶有鼻子過敏合併氣喘，應該以控制氣喘不發作為優先，雖然治療的原理原則相似，用藥物控制的必要性也是必然，待氣喘控制在一定的程度，相對鼻子過敏的症狀也會被改善。（請參見第四章）。

鼻子長期過敏，會導致小孩習慣性流鼻血嗎？

長期鼻過敏的孩子，因為經常流鼻水，久了鼻水會轉為濃稠的鼻涕黏在鼻孔附近，引起鼻癢的不舒服感，孩子便會想用手指去摳，此時如果摳得太用力，

可能造成傷口、流鼻血，尤其小孩特別會忍不住去摳鼻孔，所以家長會感覺到孩子好像經常流鼻血。

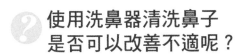

使用洗鼻器清洗鼻子是否可以改善不適呢？

使用洗鼻器清洗鼻子或是用生理食鹽水沖洗鼻腔，是可以改善不適的症狀，因為如此可增加黏膜纖毛的流動而使黏液稀釋，並排除鼻腔的異物，使鼻腔暢通，也會減少鼻竇炎、咽喉發炎的機會。

在家使用蒸氣治療是否可改善？

蒸氣治療的作用與洗鼻器的原理相同，可以改善不適的症狀，亦可增加黏膜纖毛的流動而使黏液稀釋，容易排出，使鼻腔暢通，也會減少鼻竇炎、咽喉發炎的機會。

孩子一直喉嚨有痰、口臭該怎麼改善？

口臭的原因很多，必須先找出引起的原因。排除其他原因後，如果是喉嚨有痰而引起口臭，應該是因為細菌感染所造成喉嚨發炎或是呼吸道感染，除了要

化痰的症狀治療以外，抗生素的使用可能是必要的，不過還是要先給醫師診斷確定後，再對症治療才是正途。

孩子因為鼻過敏睡覺一直打鼾，會不會影響健康？

孩子因為鼻過敏睡覺一直打鼾，即表示呼吸道有阻塞的症狀，應該要好好的控制，否則會因為呼吸不順暢、缺氧，導致睡眠品質不佳，如此也會影響孩子的腦部發展、成長發育，不能不慎。

鼻子過敏造成鼻塞及鼻涕倒流該怎麼舒緩？

鼻子過敏造成鼻塞及鼻涕倒流，可以使用洗鼻器清洗鼻子，或蒸蒸氣、戴口罩、按摩鼻子來改善，如果效果不彰時，則服用藥物來改善，藥物的使用必須經過醫師的指示才能服用，不可自行做主擅用。

鼻子過敏造成小孩不專心，該怎麼改善？

應該請教醫師，依醫師的指示服用藥物，控制好鼻子的不適，專注力就會恢復。前提是不專心的原因是鼻子過敏引起，因此確定診斷非常重要。

鼻過敏治療藥物會造成孩子嗜睡嗎？

這要看是哪一種藥物，並不是所有治療鼻子過敏的藥物都會造成嗜睡。一般醫師的用藥可以參考後面篇章的說明。依照醫師的指示，一般是可以避免嗜睡的情況。

搬到比較乾燥的地方住，會好轉嗎？

搬到比較乾燥的地方住，鼻過敏就會好轉？這只是短暫的。過敏主要是因為過敏基因與環境因素，造成免疫系統的反應過強而引發過敏反應，如果只是改變環境，而身體的免疫系統沒有調整的話，過敏的症狀還是會再出現。

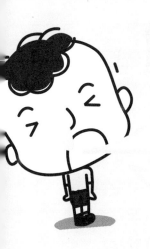

PART 3

鼻子過敏的
診斷與治療？

該帶孩子就醫嗎？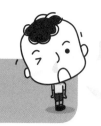

什麼狀況下應帶孩子就醫？

「如果有鼻子過敏的症狀，是不是症狀一出現就該看醫生？還是要等到非常不舒服了才帶孩子去看醫生？到底要嚴重到什麼程度，才需要就醫呢？」

一般來說，偶爾出現的鼻塞、多打幾下噴嚏，這種是不需要看醫生的，但如果休息一天後，仍未好轉，反而症狀持續出現，或更嚴重，這就需要到醫院就診了。但是，如果有特殊狀況時，也應該看醫生，譬如：有過敏的合併症發生，或是症狀嚴重影響日常生活，以及引發嚴重氣喘與咳嗽時，都需要就醫，更重要的是，如果有伴隨突發性嚴重氣喘、發高燒及頸部僵直等危險情況，必須立刻掛急診送醫救治。

如果有下列狀況，最好看醫生：

產生鼻子過敏的合併症，如氣喘、鼻竇炎、中耳炎、中耳積水等。

鼻子過敏影響睡眠與作息時間。

- 發生氣喘、嚴重咳嗽的症狀，導致無法正常作息。
- 病情有變化，譬如：發現過敏症狀與過去明顯不同時，應就醫為宜。
- 症狀持續出現，即使使用藥物也無效時。

◆ 鼻子過敏很少需要掛急診，不過有下列情況需要掛急診：

- 突然氣喘發作，經處理無效，且愈來愈惡化，沒有緩解跡象。
- 伴有發高燒（39℃以上）合併食慾不振、精神活動力減弱等症狀時。

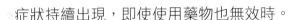 就醫前應注意的事項

有人會說：「到醫院看醫生要準備什麼呢？只要人去了給醫生看就好啦！」這是一種不正確的就醫態度，因為到醫院看醫生的流程，還有不少手續要辦理，可能需要填寫表單或攜帶身分證明文件，如幼兒健康手冊或其他減免證明如北市兒童醫療補助卡等，如果在大型醫院，有時分科精細、制度不同，如果少帶什麼東西或漏填了文件，可能還要多跑幾趟，這是多不划算的事情！

因此，就醫前也需要做妥善的準備，這樣才不會到了醫院才發現健保卡忘了帶、或是想看的醫生今天沒有門診、甚至看了醫生話講不清楚無法診斷、還有發生拿錯藥等等事情，不要以為這是不可能，如果不注意，很可能就會發生。

● 就醫前，請確定下列事項：

確定欲前往的醫療院所，與希望看診的醫師

能事先了解欲前往醫院的門診表及各科別醫師簡介是最理想，可能的話最好使用預約掛號，預約掛號的好處在於節省等待時間，有些醫師會限制掛號人數，如未預約可能會白跑一趟。

備齊應攜帶的東西

有效的健保卡、兒童醫療補助卡、預備比平常多一點的錢、本身藥物與食物過敏的紀錄、目前正服用藥物的紀錄等等。

回想、整理症狀與經過的詳細情形

由於醫生看診的時間很短，建議家長應在短暫的幾分鐘內，將孩子的病情說清楚，才有利於診斷，因

此，最好在看診前將孩子的狀況以及想問的問題都記錄下來，等輪到看診時，就可以正確的回答醫生的問題。

如何幫孩子克服就醫恐懼

可在平時，經由繪本跟小孩說故事，或是用角色扮演的方式與孩子遊戲，事前演練，讓孩子在就醫之前能知道看醫生是怎麼一回事，看醫師時會發生哪些事情，醫生的檢查的動作是要做什麼，來減緩孩子的恐懼，當孩子就醫有良好表現時，也要適時的給予讚美，讓孩子對自己更有信心。

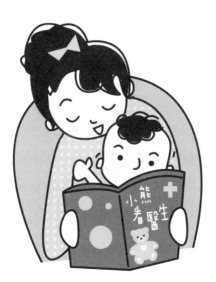

經由繪本或角色扮演的方式，可以減緩孩子的就醫恐懼。

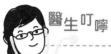

醫生叮嚀

　　到醫院掛號前，最好能先了解這家醫院的門診時間、醫師陣容以及醫師的專長，同時就醫時記得攜帶健保卡及身分證明文件。

　　綜合以上內容，將看醫師前家長應注意的重點事項敘述如下：

❶先行整理清楚小孩的症狀，並記錄發生順序。

❷過去重要疾病史一定要主動說明。

❸說明目前正在服用的藥物，最好帶著印有藥名的藥袋。若小孩有服用營養品也須一併說明。

❹配合醫師的指示，協助小孩回答問題以及做動作，先不要急著發問。

❺不要說不清楚症狀，或直接述說病名。

❻不要一開始就要求醫師做某個檢查項目。

❼不要打電話來詢問病情，或者是未帶小孩由家人代替前來描述病情。

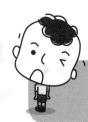

選擇看西醫

孩子鼻過敏要看哪一科？

一般十八歲以下建議先至小兒科就診，如果有特殊需要時，醫師會建議應轉至專科做進一步的診療。可能轉診的科別包括：小兒過敏免疫風濕科、小兒神經科、兒童心智科、眼科、耳鼻喉科、皮膚科等。

另外，你也可以直接找過敏科的醫師診治，不過在台灣的醫院不見得每家都有過敏科，通常只有大醫院才會有專業的過敏科別，所以，掛號時要看清楚才掛。而且如果自己可以分得清楚該看哪一科，也不妨直接找該科醫師看診。

醫生叮嚀

現今科技日新月異，不但可以用電話預約掛號，有的醫院還可以運用網路掛號，可說是非常方便，建議大家多多運用網路掛號，既可以免除去到醫院掛不到號的窘況，也可以節省看醫生候診的時間。

91

◗ 鼻子過敏可以看的科別

假如孩子的狀況是…	應該掛的科別…
超過十八歲，初步篩檢與治療	一般內科
十八歲以下，初步篩檢與治療	小兒科
不限年齡，初步篩檢與治療	家庭醫學科
不限年齡，初步篩檢與治療	耳鼻喉科

◗ 鼻子過敏可能轉診的情況

假如孩子的狀況是…	應該掛的科別…
初步篩檢與治療，或鼻竇炎、中耳炎需要進一步檢查或開刀	耳鼻喉科
鼻子過敏經過一般科別的處理，都能夠有很好的預後。唯有一小部分病人，約不到一成的病例，需要前往過敏科作特別的檢查評估與治療	小兒過敏免疫風濕科
鼻子過敏引發的急性頭痛或慢性反覆性頭痛伴隨奇怪症狀的頭痛，需要排除其他原因時	小兒神經科
伴隨情緒失常、失眠、憂鬱症	兒童心智科
過敏性結膜炎	眼科
伴有異位性皮膚炎，或其他皮膚疾病	皮膚科或小兒過敏免疫風濕科

醫生叮嚀

如果不知道孩子該掛哪一科，可以請患過類似症狀的親朋好友介紹醫師，他們看過又肯介紹給別人的必定不差。如果實在無法確定，各醫院服務台都有醫護人員可以請教他們，但是櫃檯掛號人員，大都不是醫療人員比較不合適諮詢。

十八歲以下的小孩當需要就醫時，建議先掛小兒科，由小兒科醫師替你判斷病情及建議轉診事項。

醫師會問哪些問題？

就醫前最好先行整理清楚自己孩子的鼻子症狀，以減少冗長的門診，將時間浪費在思考回答醫師的問話，尤其許多大醫院的醫師非常忙碌，也許一天要看上百位的病人，可能無法對每一位病患都進行詳細詢問與檢查，因此，病患家屬自己要主動一點，不要覺得害怕或不好意思，有什麼症狀與問題，都要講清楚、說明白，才有助於醫師的診斷，並保障自己孩子的就醫權益。

右頁的表格是醫師大概會問的問題，內容繁多，如果家長未事先準備，回答問題吞吞吐吐或辭不達意，常會造成很大的困擾，甚至導向錯誤方向而延誤病情。可以的話，家長就醫前還可以將本身的症狀與想問的問題記在筆記本或手機上，以免門診時遺漏。

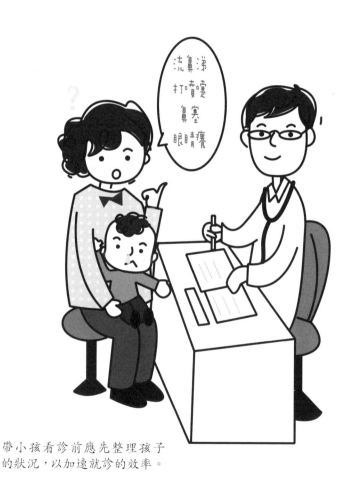

帶小孩看診前應先整理孩子的狀況，以加速就診的效率。

醫師可能會問的問題	家長應準備的回答…
❶ 鼻子的症狀多久了？	數天、數月、數年等
❷ 鼻子症狀的頻率？	每天數次、每週幾次、每月幾次等
❸ 鼻子症狀的時段？	不定時、早上一起床、晚上睡前一躺下等
❹ 有沒有特定的場所？	抽菸室、濕氣濃度、灰塵多、香水味濃、打掃時等
❺ 特殊的季節？	春天、春夏交接、秋天、秋冬交接、或一整年等
❻ 鼻子鼻塞、打噴嚏的程度？	鼻塞的時間持續多久、休息後就好了、一定需要藥物才緩解、或不處理會轉成其他症狀
❼ 誘發因素？	有無引起鼻子過敏的誘因如：空氣悶、勞累、吃哪種食物、睡眠過多過少等
❽ 伴隨的症狀？	流淚、流鼻水、紅眼症等
❾ 家族史？	家中有無其他成員有過敏症？是哪幾位？
❿ 過去病史？	小時候有沒有氣喘或皮膚症狀？
⓫ 目前有沒有服用什麼藥物或做什麼治療？	藥物名稱或展示藥袋
⓬ 曾經接受過過敏原檢查或治療嗎？	檢查結果如何、有什麼樣的治療、治療多久、效果如何等
⓭ 家中的情況	有無壁癌，即發霉的牆壁、書櫃的放置、有無寵物等

　　如果醫師問：「鼻子的症狀多久了？」「很久了」是很不明確的答案，最好避免用此不明確的回答方式。要說明兩件事情：一是此次症狀持續多久；二是斷斷續續總共多久，最好請明確的說明是數日、數週、數月、數年。

　　回答醫師的問題要誠實，而且不要抱持考倒醫師的心態，對於醫師的問題置若罔聞，疾病的病史與用藥情況更要主動說明，盡量配合醫師的指示，這樣才有助於病情的診斷。

診間醫師會做的檢查、治療方式

　　當鼻子過敏去醫療院所就醫時，醫師所做的檢查與一般疾病的檢查大略相同，主要以疾病史的詢問（問診）、理學檢查（如聽診、觸診）為主，而且通常對病情診斷會有頗高的準確度，幾乎有百分之八十以上的問題，可以由醫生的門診中得到解答，所以，如不是什麼重大疾病的話，在門診結束後，大概就能知道所患的疾病。

但如果醫師懷疑有特殊問題，可能還會安排一些生化或儀器檢查，找出問題所在，生化方面多安排血液檢驗，而且常在長期的藥物治療無效後，用來判別有無細菌感染或找出過敏原等；儀器檢測則可能動用 X 光、電腦斷層等，檢查是否有其他合併症，不過每項檢查均有其優缺點，在醫師門診後才決定須施行何種檢查，以確定或排除某種診斷。以下就鼻子過敏可能會安排的檢查詳細說明。

🫧 理學檢查

醫師為了解患者的狀況，會藉由看、聽、觸碰及簡單的測量，作為判斷病情的參考，也就是經常聽到的「觸診」。一般在鼻子過敏的門診中，醫師也會作一些簡單的「觸診」，了解病患的病情，檢查項目如下：

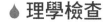

用壓舌板壓下患者的舌頭，並用手電筒照射咽喉，察看喉嚨有沒有發炎、紅腫等情況，藉此區分感冒與鼻子過敏，如果有發炎，比較可能是感冒。

檢查鼻腔

可能會運用鼻鏡檢查鼻腔內部，包括：鼻黏膜充血、發炎、鼻息肉等，醫師可藉由鼻腔內呈現的情況判斷疾病。

檢查耳朵

運用耳鏡檢查耳朵內部，如有沒有耳膜發炎、中耳炎等，並從中判斷過敏有沒有引起合併症。

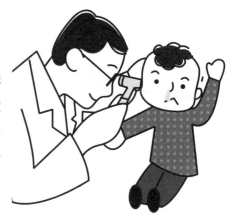

肺部聽診

運用聽診器聆聽患者氣管與支氣管的聲音，判斷支氣管有沒有發炎、或是有沒有其他如氣喘方面的合併症。

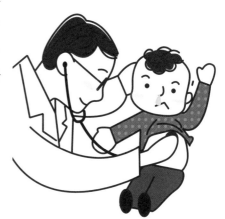

輕敲臉部

　　會用手在鼻子或眼窩四周輕輕拍打，聆聽聲音與反應，藉此判斷有沒有鼻竇發炎等合併症。

　　此外，還可能會有些例行性的檢查，包括：量血壓、量體溫、測脈搏、聽心音等等。

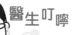

醫生叮嚀

　　在進行檢查時，由於孩子可能年紀還小，聽不懂指示，或是因害怕而不願意配合，家長應適時的協助孩子聽從醫生或進行檢查的醫護人員的指示，否則可能影響檢查進行，使得檢查結果有所偏差或無法檢查。

　　另外，千萬不要一進診間就要求醫生做某項檢查，因為有些檢查可能根本不需要，而有些檢查可能做多了對身體有害，或是有些檢查費用昂貴，隨便進行只是浪費資源，基於各種原因，不用要求醫生一定要做某項檢查，應該相信醫生，由醫生來判斷病情與安排檢查的項目。

💧 檢驗與檢查

血液檢驗

血液檢驗通常都不限年齡，醫師會依孩子的症狀選擇需要做的檢查，但有些檢查項目的準確度，會依年齡而有所不同。

過敏問題常見的檢驗是血液檢驗，首先是檢驗血球計數與紅血球沉降率，從中可以判斷有沒有病菌感染、組織發炎等。待排除這些問題後，會檢測嗜伊紅性白血球數、免疫球蛋白等，判斷過敏的情況，如果可能的話，還會安排過敏原的檢測，從中找出孩子的過敏原，一次抽血檢查下來，快則立即、慢則一週，很快就能知道答案。

過敏原檢查

一般是以皮膚試驗做過敏原檢查。不過近幾年來，可以用抽血的方式找出過敏原。

附註：約抽 3 cc 的血液，一週的時間就可以知道結果。過敏原檢測沒有年齡限制，出生即可做，但是一般 3 歲後作出的結果較為準確。

全血球計數及紅血球沉降速率

各種血球計數可幫助判別是細菌或是病毒感染。

紅血球沉降速率增加時，表示體內有發炎現象，可能是感染，也可能是組織發炎。

嗜伊紅性白血球數是否增加，可初步了解過敏情況。

附註：抽血施行此類檢查，通常不用空腹，所以大部分是隨到隨抽。結果視情況而定，緊急時可以立即看報告，一般是兩天後。

免疫球蛋白檢查

測量免疫球蛋白 E（total IgE）的總量，與特異性免疫球蛋白 E（specific IgE）的量，一般有百分之八十以上過敏的病例，這一項檢查會有增高的現象。

附註：約三天到一週可以知道結果，不過要以各個醫院的作業為主。

儀器檢查

如果懷疑有其他併發症時，可能會安排進一步檢查來確認。儀器類的檢查，一般來說也沒有年齡上的限制，但是有部分檢查會需要孩子能依指示做出動作才能進行。

譬如醫生覺得病情不單純時，懷疑有氣喘、鼻竇炎或頭部問題等，可能會安排頭部、胸部 X 光或肺功能等檢查，如果還是無法找出病因的話，進一步則安排電腦斷層、核磁共振或超音波等檢查，這些檢查說明如下，不過令人放心的是，在鼻子過敏的患者中很少會有此需要。

胸部或頭部 X 光檢查

當有呼吸急促、呼吸困難、氣喘發作時，可能需要做胸部 X 光檢查，以確定是不是感染，或是其他原因引起的併發症。

如果伴有鼻竇發炎時，需要做頭部的 X 光檢查。

肺功能檢查

如果有合併氣喘發作的話，可能會施以肺功能的檢查，了解肺部的功能正常與否，此項檢查需要孩子能聽得懂指示，做出吹氣的動作才能進行。

電腦斷層或核磁共振掃描（MRI）

需要進一步做確定診斷時，醫師可能會依部位需要，安排這個檢查項目。

- 電腦斷層是利用多重方向的Ｘ光照射後，再以電腦重新組像，對身體特定部位的結構可清楚的顯示出來。
- 核磁共振掃描是更先進的檢查儀器，作用原理是利用磁場將細胞內分子核磁化而重新同向排列，再讓它釋放磁力來顯像。

耳鼻喉超音波檢查

　　超音波的功用，主要是在檢查鼻竇的病變。通常以耳鼻喉科醫師從事的檢查為主。

醫生叮嚀

　　由於每家醫院的制度不同，有時你可以看到孩子的檢查報告結果，有時卻不會，而且有的醫院可能會需要填寫檢驗單，有些不需要，不用太著急，等待醫院的安排即可，或者有疑問也可以主動提出。

　　生化檢驗的項目很多、目的也不同，在檢查前是否要空腹、或是有其他限制，都一定要向醫院詢問清楚，以免檢查結果不正確。

鼻子過敏常見的處方及注意事項

　　看完醫生要拿藥回家了，看著藥袋中花花綠綠的藥丸，有大有小、劑型樣式都不相同，也搞不清楚成分為何，你能安心讓孩子吃下肚嗎？本書介紹幾種醫生常開立治療鼻子過敏的藥物，包括：抗組織胺類藥物、鼻黏膜收縮劑、抗組織胺與抗鼻黏膜收縮的複方藥劑、類固醇藥物及抑制巨大細胞分泌五大類藥物，並就其成分、療效、作用與副作用，以及常見的品牌名稱與使用方式等等，做一個簡單的介紹，讓家長了解該藥物的作用與使用方法，這樣孩子就能安心且安全地吃藥了。

抗組織胺藥

藥效

　　抗組織胺藥是治療鼻子過敏最常見、也是最典型醫師會開的處方藥。它主要的作用，是與過敏細胞表面的 H1 組織胺接受體接合，阻斷組織胺分泌出來，以及些微抗發炎效果，可減輕局部組織的發炎現象，如減輕鼻子癢、打噴嚏、流鼻水、眼睛發炎等的症狀。劑型可分為口服或鼻噴劑。

注意事項

由於兒童的藥物會因個人的身體狀況、體重而選擇不同藥物及劑量，服用次數也沒有一定，因此請遵照醫囑服用。

藥型

第一代的藥

較早發展出來且藥效較短，須每四到六個鐘頭服用一次。這類藥物不只與細胞表面的 H1 組織胺接受體接合，還有其他的接受體。

以下藥品僅供參考，會因時因廠牌而改變

第一代抗組織胺	成分與廠商名	服用方式
過敏靈膜衣錠	Carbinoxamine (Clistin)	口服
導安寧錠	Dimenhydrinate (Dramamine)	口服
勞敏士	Brompheniramine (Dimetane)	口服
氯芬尼拉明錠	Chlorpheniramine meleate (CTM)	口服
貝咳畢納糖漿	Diphenhydramine (Benadryl)	口服
百利錠	Cyproheptadine (Periactin)	口服

注意事項

- 副作用是嗜睡、頭暈、全身倦怠、認知遲緩、口乾等。
- 兒童的用藥需依醫師指示服用，千萬別自行增減藥物。

第二代的藥

　　藥效較長，一天只需服用一到二次。和第一代不同的地方是對其他接受體的作用較少，較不會產生類似的副作用。不過與多種藥物合用會有心臟問題，如心臟跳動過慢或停止跳動導致死亡。

以下藥品僅供參考，會因時因廠牌而改變

第二代抗組織胺	成分與廠商名	服用方式
司敏樂錠	Astemizole (Hismanal)	有口服與噴劑，噴二次鼻子，一天早晚兩次。
驅特異錠	Cetirizine (Zyrtec)	口服
樂慧廷錠	Loratadine (Claritin)	口服
艾來膠囊	Fexofenadine (Allegra)	口服

注意事項

- 如果有心臟疾病的病人服用此類藥物時，要特別的留意。另外，第二代的藥物不能與巨環類抗生素如紅黴素類或抗黴菌的藥物一起服用。
- 兒童的用藥需依醫師指示服用，千萬別自行增減藥物。
- 這幾年來的藥物研究發展中，仍是以第二代的長效型抗組織胺藥為主軸。

鼻黏膜收縮劑

即所謂的血管收縮劑，為改善鼻塞的症狀。主要的作用是為 α - 腎上腺受體競爭劑。最常見的藥物是偽麻黃素（Pseudoephedrine），主要是改善鼻塞，但對於鼻子癢、打噴嚏、眼睛紅腫無效。比較常見的副作用是，心跳加速、血壓增高、頭痛、頭暈、神經質等。

鼻黏膜收縮的鼻噴劑，太多含如 Phenylephrine , Oxymetazoline , Xylometazoline , Naphazolin 等成分。這種噴劑適合短暫使用，不宜長期使用。有時候持續用三到五天，停藥後會產生反彈的鼻塞。如果使用連續幾個月，反而會產生藥物性鼻炎，這種鼻炎很棘手，不容易治癒。

注意事項

° 高齡病人應謹慎使用這一類藥物，尤其是有心肌缺氧、青光眼、攝護腺肥大的病人，最好能夠避免。

° 兒童使用時需依醫師指示服用，千萬別自行增減藥物。

以下藥品僅供參考，會因時因廠牌而改變

鼻黏膜收縮劑	成分與廠商名	服用方式
儂涕克錠	Pseudoephedrine (Lontec)	口服
拾鼻樂	Phenylpropanolamine(PPA)	口服。現已列為管制藥。
	Phenylephrine (Neo-synephine)	噴劑、口服皆有。
奧美達佐林噴霧劑	Oxymetazoline (Afrin)	噴劑
歐治鼻噴鼻液	Xylometazoine (Otrivin)	噴劑
	Naphazolin (Privine)	噴劑

◖ 抗組織胺與鼻黏膜 收縮劑複方

　　兩種成分一起的複方製劑，不論是第一代或第二代的抗組織胺加上鼻黏膜收縮劑，臨床上使用的效果比單一的抗組織胺要來得好。

注意事項

● 此類藥物因含有鼻黏膜收縮劑的成分，因此對高齡病人應謹慎服用。

● 兒童使用時需依醫師指示服用，千萬別自行增減藥物。

以下藥品僅供參考，會因時因廠牌而改變

抗組織胺與鼻黏膜收縮劑複方	成分與廠商名	服用方式
愛發錠	Tripolidine (Actifed)	口服，一天服用三到四次。
康瑞斯	Clarinase	口服，一天服用一至二次。

類固醇

療效

　　類固醇是一種副腎皮質荷爾蒙。它的作用是對抗組織發炎並使過敏原的干擾降低。目前改良長期使用的劑型，以噴鼻劑型為主，而且為長效，一天只用一至兩次，劑量少、副作用也很少。臨床上使用效果很好，不失為鼻子過敏的福音。它可以改善局部血管收縮、減少水腫、抑制組織發炎的程度。

副作用

　　不過長期服用會造成非常大的副作用，如：血壓上升、肥胖、月亮臉、全身浮腫、腸胃潰瘍、水分滯留、電解質不平衡、兒童發育遲緩、骨質疏鬆等。長期使用突然停藥時，會產生腎上腺衰竭現象，無力倦

怠，甚至休克昏迷。短期服用造成的副作用較少，不過也會產生腸胃不適、水分滯留、頭痛等症狀。

以下藥品僅供參考，會因時因廠牌而改變

類固醇噴鼻劑	成分與廠商名	服用方式
鼻舒鼻用懸液劑	Beclomethasaone dipropionate (Beclomet)	噴二次鼻子
能舒鼻鼻腔定量噴液劑	Budesonide (Pulmicort)	噴二次鼻子
	Flunisolide	噴二次鼻子
輔舒良鼻用噴液懸浮劑	Fluticasone propinate (Flixonase)	噴二次鼻子
	Mometasone furoate (Elomet)	噴二次鼻子
	Triamcinolone acetonide (Kenacort-A)	噴二次鼻子

注意事項

兒童使用時需依醫師指示使用，千萬別自行調整藥物。局部噴劑使用，有一部分會刺激鼻子，使用的人會感覺鼻子變得乾燥與不舒服，有時會噴嚏打得更厲害，有些使用者會有輕微的鼻出血現象。在使用這類藥物時，若有任何不適或是鼻出血不止、有鼻黏膜潰瘍的症狀時，應停用藥物儘快就醫。

如果需要用類固醇噴鼻劑，使用前先與醫師討論，並定期追蹤檢查，以減少不必要的副作用產生。

抑制巨大細胞分泌藥物

主要的作用是抑制巨大細胞分泌顆粒。這一類的藥物有：因達永樂（Cromolyn，Intal）、定喘樂（Atrovent）、白三烯調節劑（Leukotriene Modifiers）。

因達永樂（Cromolyn，Intal）

一種鼻噴劑，對於類固醇噴劑或抗組織胺噴劑不適應者可以使用。在臨床上，幾乎沒有副作用，是很好的第一線預防藥物，唯一不方便的是必須頻繁使用，每天固定使用四次，而且要事先使用才會發揮效用。因此，在病人的使用上，不是很方便、配合度不高，通常要八週以上才會漸漸感覺療效。

定喘樂（Atrovent）

一種副交感神經抑制的鼻噴劑，亦可以取代對於類固醇噴劑或抗組織胺噴劑不適應者使用。不過偶有與類固醇鼻噴劑同樣的副作用產生，如鼻子變得乾燥與不舒服，有時會噴嚏打得更厲害，或有輕微的鼻出血現象。

白三烯調節劑（Leukotriene Modifiers）

它的作用是抑制巨大細胞表面接受器的結抗劑顆粒釋出。這類藥物已經被列入過敏性氣喘治療的項目之一，多用於當氣喘用類固醇治療效果不彰或不適宜時。研究報告已證實對鼻子過敏的療效，兒童也可使用，使用時需依醫師指示服用。

◈ 減敏療法

當藥物的治療效果不佳時，或因為藥物的副作用無法繼續使用等才會考慮用此種治療。一般在臨床上，鼻子過敏的病患中占不到一成需要接受減敏治療。它是一種針劑的治療，亦即將針對誘發鼻子過敏的過敏原，以皮下注射的方式打入病患身上，讓鼻子過敏者體內慢慢接受這種過敏原，而不再對它產生過敏反應。這種治療須由極少量開始，逐漸增加到一定劑量。通常需要花兩、三年以上的時間才能完成治療。

以下藥品僅供參考，會因時因廠牌而改變

藥　　名	成分與廠商名	台灣已通過使用
雅樂得錠	Zafirlukast (Accolate)	是
	Zileuton (Zyflo)	否
欣流錠	Montelukast (Singulair)	是
	Pranlukast	否

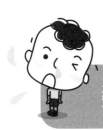

選擇看中醫

中醫的診斷方式

如果長期看西醫都覺得效果不彰，或是想試試中醫的療法，建議家長可以先由西醫檢查確定孩子沒有其他病變或合併症後，再前往中醫院做診療。中醫的門診與西醫類似，主要是以問診、把脈為主，也就是中醫基本的望、聞、問、切四步驟，從病患身上所表現的症狀與脈象等等，來決定用藥或是針灸。

至於西醫的各種科學儀器檢驗，在中醫當然就不會出現了，不過有時因病情複雜，醫生一時難以診斷，可能會開些不同的藥方作為嘗試，而且中藥的藥理較溫和，可能藥效不如西藥迅速，患者在看中醫時，要先有此心理準備。

◆ 望診

醫生會觀察病患的神色形態、局部表情、舌相（苔）、或是分泌物等等，來做為病情的診斷，在鼻子過敏來說，主要是以舌相的觀察為主，各種不同的舌相會反映出患者的病情與體質傾向。

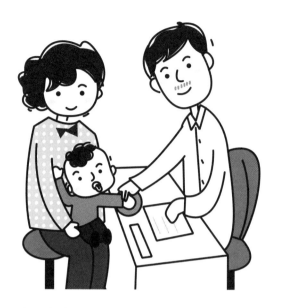

中醫會藉由望診來診治病情與體質傾向。

🌢 聞診

　　醫生會經由聽覺、嗅覺等方式，診察病人的各種聲音變化與氣味來判斷病情。在鼻子過敏的人來說，譬如病人的鼻音、呼吸的氣味，或是鼻子分泌物味道跟形態等，都是醫生重要的判斷資料。

🌢 問診

　　中醫問診對病患可能會詢問的問題，其實與西醫大同小異，包括：疾病症狀、生活習慣、家族疾病史、

個人病史、個人基本資料等等。（可以參考 P.95 醫生會問的問題。）

切診

切診是俗稱的把脈，醫生用三根手指按壓在病患的脈搏上，經由病患脈象的強弱與變化，判斷疾病的情況與身體健康狀況，加上由上述各步驟得到的資料，合併做出用藥與治療的診斷。

醫生叮嚀

如果你想看中醫，但又害怕中醫的治療缺乏科學證據，你可以事前了解醫生的背景與專業，尋找對過敏問題有專業經驗與研究的醫生，這樣就可以放心地把孩子交給醫生了。而且通常在大型西醫院附設的中醫部門，較具有一定水準。

看中醫前，千萬不要讓小孩漱口，以掩蓋臉色與身上的氣味。因為中醫主要藉由病患身上的各種症狀、表現與味道，做一個整體的判斷，若是將身上的真實情況遮掩住，反而會妨礙醫生的判斷。

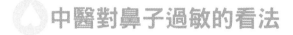 中醫對鼻子過敏的看法

　　鼻子過敏在中醫上稱為「鼻鼽」，鼽音「球」。鼻鼽是一種季節性或長年性的疾病，常以打噴嚏、咳嗽、流鼻水、鼻塞、氣喘等症狀出現，即明朝「吳崑醫方考」提到：「陽虛腦寒鼻淵者，補腦散主之。人身之上，天之陽也，故六陽之氣皆會於面，若陽氣自虛，則陰氣湊之，令人腦寒而流清涕。」與李時珍：「鼻鼽流清涕，是腦受風寒。」

　　中醫認為鼻子過敏可能與人體的肺、脾、腎三內臟的功能失調有關，肺是指呼吸系統運作有問題，如遇外邪侵襲，或是受到風寒，就會出現打噴嚏、流鼻水、咳嗽等症狀，因此肺氣虛被認為是這類疾病的主因，此外，脾指消化系統，如果吸收營養與廢物代謝功能不佳，也會影響鼻鼽；腎則是指內分泌系統，與免疫功能有關，若腎氣虧虛，可能也是鼻鼽的原因之一。

🌢 依症狀分為七型

肺脾氣虛型

主要症狀為清晨起床連續打噴嚏、鼻塞、流鼻水、鼻子癢、眼睛癢、咳嗽或咳痰等等，患者看來臉色蒼白、怕冷、容易疲倦、胃口不佳等等。

表衛不固型

這類型患者主要症狀與第一型相同，但兼有容易感冒、流汗、怕吹到風、怕冷等等症狀。

腎陰虛型

這類型患者主要症狀與第一型相同，但兼有腰痠、口渴、口乾、身體瘦弱等等症狀。

腎陽虛型

這類型患者主要症狀與第一型相同，但兼有手腳寒冷、腰痠、怕冷、小便清長等等現象。

陰虛肺熱型

這類型患者主要症狀與第一型相同，但兼有鼻涕痰黃、口乾舌燥、胸悶、手腳心發熱、失眠多夢、口苦煩躁、小便黃及大便硬等等症狀。

脾氣虛弱型

這類型患者主要症狀與第一型相同，但可能兼具脾胃不佳的情況，而且容易全身流汗、鼻涕清流不停。

氣滯血淤型

這類型患者主要症狀與第一型相同，但可能經常鼻塞不通或間歇性發作，而且睡眠品質不佳，舌質紅。

中醫對鼻過敏的看法不一、分類複雜，很難絕對劃分出完整的分型，這裡僅就大致可能的狀況做分型。

中醫常見的治療方式

針灸

　　美國國家衛生研究院（NIH）最近對針灸的效果成立專門研究委員會，達成一個結論：針灸對兩種情況有效——手術後及化療引起的噁心、嘔吐；對下列情形可能有效——頭痛、下背痛、酒精成癮、腦中風半身麻痺、月經腹痛、網球肘、肌纖維痛、肌筋膜症候群、骨關節炎、手腕道症候群、氣喘、過敏。其他的則有待進一步大規模的實驗來證實效果。

　　兒童是否能針灸，除了症狀需要外，還要看兒童個人狀況，要能聽從指示乖乖平躺，同時對針沒有強烈抗拒才能執行。

中藥

　　有些藥或配方有改善鼻塞、流鼻水的作用。不過仍應辨證論治，依陰陽、虛實、表裡、寒熱，及五行、臟腑用藥（請參見本章節 P.123）。

指壓、按摩

　　對鼻子問題有幫助。詳見第四章日常保健與預防（請參見本書 P.191）。

🌢 三伏貼

　　「三伏貼」又名天灸，是結合針灸、經絡以及中藥的學理，將中藥直接貼敷於穴位的一種傳統中醫的治療方法，原理是使中藥直接對穴位經過熱性的刺激產生藥效，而達到治病與預防的效果。主要是在一年當中最炙熱的 3 天（每年的日子都不一樣，必須要查詢才能確定），在背部的特定穴位貼上膏藥，可治療過敏性氣喘、過敏性鼻炎、異位性皮膚炎、經常反覆性感冒等疾病。近幾年很盛行，也有一些研究報告認為效果不錯，但某些學者則持不同意見。

🌢 另類療法

　　非藥物為主的治療，即所謂的另類療法，趨勢正不斷上升中，尤其是歐美等已開發國家更是盛行。

腳底按摩

　　腳底按摩是一種反射療法，用手來按壓手上、腳底與人體內部器官相對應的穴位，藉以治療疾病，這種依反射區原理按摩腳底治療，有些鼻塞患者覺得有效。

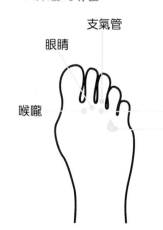

▼腳底反射區

支氣管
眼睛
喉嚨
頭
肺

同理療法

　　將人與物質特性歸類，以同類物質，使用稀釋法（例如將過敏原加水稀釋二十至五十倍），讓患者試著接受引起過敏的物質，從而改善症狀。研究報告中，對鼻子過敏的治療有些顯示確實比安慰劑有效，有些則無明顯差異。不過因為同理療法個體差異性較大，因此較難證實研究報告顯示它的確實成效。

芳香治療

　　使用少量香精油吸入、按摩、油壓或泡澡來治療。基本的建議配方為甘菊加檸檬油，也可加入薄荷油、迷迭香油或薰衣草油等，對鼻子過敏症狀也有幫助。可參考第四章日常保健與預防有詳細的介紹（請參見本書 P.187）。

醫生叮嚀

　　中醫認為鼻子過敏主要是與肺、脾、腎等氣虛有關，因此，調養治療通常是以補氣益氣的藥材為主，大家比較知道的多是人參、黨參、黃耆等等，但是在使用上最好還是先問過醫師較佳。

⬤ 中醫常用的處方

⬤ 吃中藥有效嗎？

　　吃中藥是有效的。中醫歷經幾千年來的傳承，確實有很多療效，雖然有些至今仍然無法完全發掘其機轉，但有很多現代醫學用藥，也是依照一些中醫用藥提煉出來的成分去製造的。只是想吃中藥有效，須有幾項條件配合，其中尤以貫穿辨證論治的八綱：陰陽、表裡、寒熱、虛實需要掌握，否則不僅無效，反而會加重病情。八綱是互相配合又有變化的，不能機械式的分割，例如陽中有陰、陰中有陽、由表入裡、虛實並見、表實裡虛等，而這些判斷須由醫生來做。

　　一般用來治療鼻子過敏的中藥，依不同病症所開的藥方，可分為幾大類：肺氣虛弱、脾氣虛弱、腎陰虛弱、氣滯血淤等，不過要記得的是，服用任何中藥前，一定要詢問過醫生，確定自己的病症與適服的藥物，否則吃錯藥可就麻煩大了。

⬤ 常見治療過敏的中藥

　　提醒家長們，就算是溫和常見的中藥，也還是藥物，因此要給小孩服用中藥之前，還是要帶至中醫診

所給中醫師診療，並依中醫師指示服用。

肺氣虛弱

玉屏風散

適用症狀 鼻塞久治不癒，常流鼻黏涕、頭微痛者。

組　　成 黃耆、防風、白朮。

蒼耳子散

適用症狀 鼻塞久治不癒，常流鼻黏涕、頭微痛者。

組　　成 蒼耳子、辛夷仁、白芷、薄荷葉。

小青龍湯

適用症狀 惡寒發熱無汗、流鼻水、微喘。

組　　成 麻黃、白芍藥、細辛、乾薑、炙甘草、
桂枝、五味子、半夏。

脾氣虛弱

參苓白朮散

適用症狀 脾胃虛，流清鼻涕不止。

組　　成 茯苓、白朮、蓮子肉、薏苡仁、砂仁、
桔梗、白扁豆、人參、甘草、山藥。

補中益氣湯

適用症狀 脾胃虛，容易全身有汗。

組　　成 黃耆、人參、炙甘草、當歸、陳皮、
　　　　　升麻、柴胡、白朮。

腎陰虛弱

金匱腎氣丸

適用症狀 長年累月的鼻癢不適，鼻流清涕不停。

組　　成 乾地黃、山藥、山茱萸、澤瀉、茯苓、
　　　　　牡丹皮、桂枝、炮附子。

益督養元湯

適用症狀 清涕流不止、噴嚏頻作、鼻子癢。
　　　　　每次聞到特殊氣味時就容易發作，
　　　　　甚至會喘。

組　　成 龜板、熟地黃、知母、黃柏、肉蓯蓉、
　　　　　補骨脂、五味子、鹿角膠、乾地龍、全蠍。

醫生叮嚀

　　吃中藥要注意的事項頗多，吃中藥時，不要與其他飲料一起服用，例如：茶、汽水、果汁等等，也不要與西藥一起服用，而且最好在吃過飯後再服用較佳。

孩子可吃的鼻過敏藥膳

對鼻子過敏有幫助的食材有：茯苓、山藥、扁豆、大棗、黑棗、當歸、百合、銀耳、黨參、西洋參、黃耆、薏仁、羊肉、牛肉等，如利用這些西洋參、百合與雞肉食材可以燉煮成百合參燉雞湯，在平時鼻子仍有流鼻涕或鼻塞的症狀，但是非急性發作時，亦可在此料理中加入適當的減輕鼻子症狀的食材，如加桔梗幫助改善鼻黏膜的充血症狀。

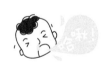

過敏相關數據

日本大阪近畿大學藥學院的中島博士指出，日本著名的草藥配方小青龍湯，已證明可以改善過敏性鼻炎或鼻腔發炎的症狀。中島及其同仁花了 8 個月的時間，觀察 220 個患有過敏性鼻炎的病人，結果服用小青龍湯的病人有 44.6% 表示症狀都有明顯的改善，而服用安慰劑的人只有 18.1% 表示症狀好轉。

鼻子過敏 Q&A

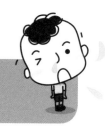

❓ 應該讓孩子看中醫，還是西醫呢？

鼻子過敏到底該看西醫？還是中醫？以西醫來說，主要著重於診斷，依科學的方式確實找出病因，這是其他醫學方法無法達到的優點，鼻子過敏目前在西醫可以用血液檢查的方式找出過敏原，當有併發症出現時，也可以用檢查儀器（如 X 光片、耳鏡或其他精細的儀器），加以證實並做對症的處理；而西藥可以減輕與預防不舒服的症狀、避免併發症的產生。

至於中醫，一些藥方、針灸或穴道按摩，在醫學研究報告中，確實對治療鼻子過敏有幫助。不過，要接受中醫的治療時，本書建議：先以西醫的方法確實診斷，並且確定沒有引起併發症後，再以中醫來做治療。還有需注意的是，有些疾病完全不適合以中醫方式治療，像有些中醫的藥物會灼燒鼻黏膜、以及需要開刀手術的情況，也不適宜中醫診治。

♦ 西醫的優、缺點

時效性

　　鼻子過敏雖不會致命，但如果有併發症出現，如細菌性感染引發敗血症或氣喘發作時，都可能危及生命，因此時效性非常重要。西醫的處理，在這方面是絕對有很大的幫助，藥物可以快速緩解症狀。

精確性

　　經過儀器的檢查與化驗，可以明確而客觀的找出鼻子過敏病因、對症下藥，而且重視過敏的併發症，做正確的處理。

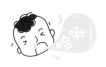

相關數據

　　吃中藥有效，須有幾項條件配合，其中尤以貫穿辨證論治的八綱：陰陽、表裡、寒熱、虛實最需要掌握，否則不僅無效，反而加重病情。

便利性

目前藥物使用的方式不斷改進，讓服藥的方便性有很大的進步。以目前的治療方式，尤其是局部噴鼻方式，非常方便，劑量低、效果又好。

副作用

雖然西藥對症狀的緩解非常有效，但其副作用卻不可忽視，尤其是類固醇，幾乎是患者的夢魘，包括胃腸不適、血壓上升、肥胖等副作用，不過，如果能與醫師好好配合，則不用太擔心副作用的出現。

● 中醫的優、缺點

分型用藥

因為中醫的治療是根據「辨證論治」的原則，以個人的體質、症狀來用藥，因為有些病症或問題，可能與個人體質有關，中醫注重調理與搭配用藥，不但能醫病，同時也能改善體質。

與西醫互補

許多長期鼻子過敏，且西醫醫治都無效的情況，可以改用中醫療法，不少研究也證實，中醫的藥物、

針灸、穴道按摩也有其療效存在，如果在西醫治療無效時，不妨考慮中醫。

沒有科學實證

鼻子過敏在西醫來說，能運用儀器確切找出鼻子過敏的原因及發炎位置，再以此作為治療的根據；但中醫講究的是陰陽、表裡、寒熱、虛實各種症狀，運用表現的症狀來給予治療，沒有任何證據可作為支持，較難以使人信服。

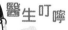醫生叮嚀

找一位值得信任的醫師，而這位醫師也有意願用心徹底協助患者處理及預防，加上患者配合度高，這樣絕對對鼻子過敏的改善有非常大的幫助。

過敏疾病在現今的醫學研究中，已有相當的發展與認識，而且不論在疾病的照顧上或是藥物的控制上，都有良好的成效。因此，應在傳統的西醫醫療控制下，再以其他的方法輔助調理，才是最好的搭配。

鼻子過敏到大醫院還是小診所就醫較佳？

其實兩者都可以，若是未滿十八歲的兒童，可先至小兒科就診，視病情再轉至其他專科。

孩子每次感冒都很難好，是因為鼻過敏的關係？

過敏的孩子，平時本身就比較容易流鼻涕、鼻塞，甚至可能出現慢性咳嗽、氣喘等症狀，因為如此，當感冒的時候這些症狀也會變得更明顯，而使得病情比一般的孩子較不容易控制，所以會覺得感冒比較難好。但是如果平時控制保養好過敏症狀，感冒時就不會難控制了。

聽說長效型抗組織胺效果很好，可以長期使用嗎？

長效型抗組織胺類是屬於第二代抗組織胺藥物，針對第一代抗組織胺藥物引發的嗜睡、口乾舌燥等副作用，於第二代藥物已大大減低。長效型使病人服藥的方便性與接受度都有提升的作用。此類藥物建議是

在症狀明顯發生前服用，對控制與保養過敏症狀有很好的效果，長期服用也沒有明顯的副作用。因此是可以同時也建議長期使用。

② 鼻過敏時是否需將鼻涕吸出來？
熱敷有效嗎？

症狀很明顯，自己無法處理時，可以到耳鼻喉科將鼻涕吸出來，但是如果只是輕微的症狀，不一定需要如此大費周章，在家裡多按摩、熱敷、以洗鼻器沖鼻腔、蒸水蒸氣或戴口罩，必要時服用醫師指示的藥物，如果可以減輕症狀，就不需前往醫院處置。

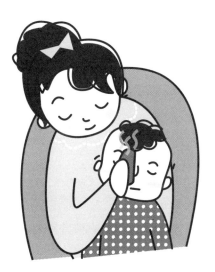

按摩、熱敷都有助減輕鼻塞症狀。

❓ 鼻過敏導致眼睛也過敏，該看眼科還是小兒科？

一般的情況，眼睛癢或紅腫時，可以先請小兒科醫師處理，但是症狀很嚴重時，還是建議至眼科請醫師做進一步的檢查為宜。

❓ 孩子過敏很不舒服，是否應該做減敏治療？

如果用藥物治療效果不佳時，或因藥物副作用無法繼續使用等，需要做「減敏治療」時，則要定時前往醫院治療，通常需要二到三年以上的減敏治療，家長必須要有長期抗戰的心理。

慶幸的是，大部分的過敏症狀並非那麼不好控制，而且目前醫學的主張的「減敏治療」，只有在用藥物治療效果不佳或有特殊情況時才使用。目前已很少以減敏治療為主要的治療方式。

在全民健保的制度下，雖然鼻子過敏可能經常需要拿藥，但是健保已經負擔部分藥物費用，所以不必過於擔心藥物花費。

鼻噴劑需要每天讓孩子噴嗎？

　　需要每天固定使用的鼻噴劑是屬於低劑量類固醇鼻內噴霧劑，此為長期藥物治療的首要選擇，使用簡便，通常一日只需噴一次，但症狀較嚴重者可以早、晚兩次使用。如果使用一段時間後，症狀減輕時，最好請教醫師，再做進一步的過敏控制計畫，不建議自己將時間拉長，自行決定如何治療。

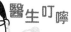 **醫生叮嚀**

　　過敏的治療往往是長期的，嚴重的時候需要口服類固醇，或平時保養時也多少需要用到保養的類固醇噴鼻劑。為此常令一般民眾害怕不已，如何正確的使用類固醇是必須具備的觀念，了解它的作用與副作用，該用時不要避諱，才是最正確的態度。

　　另外，切記治病需要有耐心，不要東家看、西家逛，中醫看完換西醫，或是中、西藥一起服用，這樣不但藥效無法發揮，還可能導致藥物的藥效互相抵銷，甚至中毒。

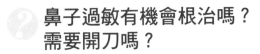

鼻子過敏有機會根治嗎？
需要開刀嗎？

所謂根治的意義，即代表以後不再復發，通常也意味著經過處理後，永遠不會再出現相同原因引起的同一種疾病，但大部分的鼻過敏治療都是屬於緩解和預防兩種。而醫師的角色主要在於幫助診斷，找出疾病的來龍去脈，需要治療時，以適當的治療方法減輕不舒服感，如不需要治療，做定期的追蹤即可。

在門診中最常碰到的問題，就是「鼻子過敏可不可以根治？」當醫生回答「不會」時，無論是病人或是家屬都會現出疑惑加上驚訝的眼神，但也不要因此而放棄治療的意念，因為有恆心的治療與預防，確實能大大的減輕過敏症狀，當患者愈能掌握自身過敏原因與特性時，就可以過著跟正常人一般的生活。

至於為何根治鼻子過敏如此困難？主要原因在於，過敏與家族性遺傳或大環境條件（如空氣污染）有關，這些因素在目前的醫學領域裡，尚未找出有效的根除方法，也許不久的將來，基因治療與過敏原因素能夠完全消除的話，鼻子過敏可能就不會再惱人了，讓我們拭目以待吧！

♦ 孩子適合開刀嗎？

一般來說，鼻子過敏是不需要開刀的，不過，如果鼻子過敏沒有做好適度的治療與預防，長期因為過敏原的刺激，造成嚴重影響呼吸的鼻黏膜肥厚或鼻息肉時，則需要開刀來改善，但是這項開刀是對治療鼻黏膜肥厚或鼻息肉有效，卻不會根治鼻子過敏，而如果沒有排除過敏的原因，時間久了鼻黏膜肥厚或鼻息肉還是會再出現。

因此，想治療鼻子過敏，最重要、也是最主要的處理方法是：建立正確的觀念，避免接觸過敏原與空氣污染，積極改善症狀，與做好適度的保養與預防。如果聽到坊間流傳開刀根治鼻子過敏的說法，千萬不要輕易嘗試，因為鼻子過敏與過敏機制有關（參見本書第二章 P.39），即使開刀也無法根治，萬一開刀不成反而損害到個人健康，那就得不償失了！

至於小孩建議開刀嗎？何種情況才會建議開刀處理呢？一般醫師不會建議開刀，尤其是還沒到青春期的孩子，除非是先天性鼻子的結構問題導致非開刀處置的情況，否則是不需要開刀的。但是，如果孩子上了七年級以後，有長期的鼻子發炎不癒，形成慢性鼻

甲肥厚或鼻中隔彎曲，嚴重鼻塞與影響正常呼吸時，如使用藥物治療無效，可能需要動手術加以割除或矯正，必要時需經過耳鼻喉科醫師的專業評估為宜。

● 鼻病需要開刀的幾種情況

鼻甲肥厚或合併鼻中隔彎曲

長期的鼻子發炎不癒，形成慢性鼻甲肥厚或鼻中隔彎曲，嚴重鼻塞與影響正常呼吸時，如使用藥物治療無效，可能需要動手術加以割除或矯正。

慢性鼻竇炎或合併鼻中隔彎曲

長期鼻子發炎不癒，也可能變成慢性鼻竇炎或合併鼻中隔彎曲，嚴重時鼻子會蓄膿、鼻塞、頭痛或鼻涕倒流，如果藥物無效，可能需要以手術引流出鼻腔內的膿涕，或去除發炎部分。

慢性鼻竇炎或合併鼻息肉

如果長期鼻腔發炎或鼻竇發炎不癒，還可能會合併形成鼻息肉，影響呼吸順暢，嚴重時需以手術割除鼻腔內多餘的息肉。

急性鼻竇炎合併眼睛併發症

鼻子過敏長期不癒，可能會引起急性的鼻竇炎或合併眼窩發炎、紅腫等症狀，可能需要用手術引流積蓄在鼻竇或眼窩內的膿涕。

黴菌引起的鼻竇炎

鼻子過敏若由黴菌引起的，通常是不需要開刀，但是長期的細菌感染，若使用抗生素治療而仍持續發炎不癒的話，可能引起黴菌性鼻竇炎，則需要手術處理。

鼻腔腫瘤：良性與惡性

鼻腔的良性或惡性腫瘤，必須運用手術才能切除腫瘤。

● 開刀的種類

開刀的方法很多種，目前的醫學技術進步神速，手術的方法也趨於簡單、快速、方便。內視鏡開刀、雷射手術、無線電波手術等等都是比較先進的儀器，耳鼻喉科醫師會依需要的情況做選擇。如果有這一方面的問題時，可以先請教耳鼻喉科醫師，找出最適合的開刀方法與儀器，來處理該疾病。

鼻過敏治療需常常往醫院跑？

鼻子過敏是否需要長期跑醫院、花很多錢治療，完全依情況而定。一般來說，鼻子過敏剛開始就醫時，也許需要一段時間來評估與治療，可能會花多點時間上醫院，一旦症狀控制下來、穩定之後，就不需要為了過敏引起的症狀而上醫院，只需要定期追蹤就可以了，不需耗費許多精神、花很多錢。

其實，只要能了解鼻子過敏發生的原因、症狀與併發症，以及在適當的時間服用藥物，平時盡量避免去接觸過敏原與誘發因子，做好預防的工作等，並與醫師好好配合、定期追蹤，就不需要常常往醫院跑，花很多冤枉錢。

● 不同病況，不同治療

狀況 1

如果過敏情況並不嚴重、也沒有特殊症狀，可能到醫院看診或檢查幾次，即可回家自行護理，重點是讓患者學會照顧自己。

狀況 2

如果過敏情況較嚴重，例如長年性的過敏，可能需要定期到醫院複診或拿藥，若是合併有氣喘問題者，可能除了要勤用藥、注意生活細節，而且一定要學會預防過敏與照顧自己。

狀況 3

如果有伴隨合併症狀，如中耳炎、鼻竇炎等，可能以先治療合併症為主，再治療過敏症，依合併疾病的嚴重程度決定治療方式，可能要來回醫院比較多趟，待病癒後，還是要繼續治療過敏。

狀況 4

如果用藥物治療效果不佳時，或因藥物副作用無法繼續使用等，需要做「減敏治療」時，則要定時前往醫院治療，通常需要二到三年以上的減敏治療，病患必須要有長期抗戰的心理準備。

至於花費的部分，目前健保已經負擔部分藥物費用，所以不必過於擔心。

聽說鼻過敏開刀後容易復發？

鼻子過敏是因為身體對外界的物質產生過度的反應，雖然開刀將鼻腔的結構改善，但是對過敏的反應沒有控制好的話，仍然會因為過敏的刺激，產生鼻腔的症狀。所以原來有鼻息肉，或是鼻甲肥厚或鼻中隔彎曲的現象，也可能會再復發，因此，控制鼻過敏的症狀與保養才是最重要的。

 ## 朋友推薦的偏方好像很有效，孩子可以用嗎？

坊間有不少治療過敏的偏方，通常價錢昂貴得驚人，建議最好不要隨便給孩子使用，即使要用，最好還是事先詢問醫生或專業人士比較妥當，不然花了冤枉錢還不打緊，損傷身體就得不償失了。

由於家庭醫師制度在台灣還沒有真正的落實，也沒有轉診制度，所以國人到處看病的情況特別嚴重，雖然請教其他醫師的意見無妨，但一旦確定診斷後，就不要再「逛醫院」，好好的將疾病控制，才是首要的態度，而且到處看醫生的結果，反而讓自己更猜疑、擔心而已。

每次就醫都是開一樣的藥，可以自行購買嗎？

如果對個人病情已經很了解，而且經醫師許可下，則可以自行購買市售的成藥服用。那麼到藥房面對品牌種類繁多的過敏藥時，到底該如何選擇呢？以及小孩的鼻過敏用藥，是否也可以如同大人用藥至藥局自行購買呢？

對於成長發育中孩子的用藥，必須比大人還要嚴謹，**因此是不能自行到坊間買藥處置的**，應該聽從專業醫師的指示，在家中備置適宜孩子的用藥，以便當孩子有症狀時服用。雖然家長們對孩子的症狀病情已經了解，但也不應自行做主，購買市售的成藥給孩子服用。

而目前坊間藥局可能會出售的鼻子過敏成藥，一類是鼻噴劑、另一類是口服藥，此外，感冒藥水類也有治療過敏的功效，但皆為複方的成分組成，其中有些成分具有治療鼻子過敏的成效，但因為是複方成分，對於單純的鼻子過敏來說則不適合，建議還是購買專門治療鼻子過敏的藥物較佳。

以下將藥局可能會出售的鼻子過敏成藥列出說明如下：

鼻噴劑

這類藥物主要的適應症狀是各種鼻炎、鼻塞或打噴嚏、流鼻水等等，作用於鼻腔，收縮鼻腔血管，消除鼻、咽黏膜充血與腫脹的現象，並緩解鼻塞，藥效可在數分鐘內產生且持續數小時。

正確使用鼻噴劑方法

事先擤一擤鼻子，確定兩隻鼻孔都呼吸通暢，才能讓藥效達到鼻腔深部。

使用前將藥瓶搖晃數次，將藥劑混合均勻。

使用時頭部保持直立並緩慢呼氣，將藥瓶噴嘴貼緊鼻孔，可以用手按住另一隻鼻孔，避免藥劑漏出來。

在開始緩慢吸氣時，按下鼻噴劑，把藥劑吸入鼻腔深部。

使用後不要擤鼻涕或用力呼氣，以免剛吸入的藥物被吹出來。

使用類固醇鼻噴劑後，不見得能馬上見效，通常需要每天使用持續兩週以上，才會發揮最大的效用。

口服藥

大都為複方，且多為第一代抗組織胺，不宜長期服用，且不應該自行購買。

含複方成分較多之藥物

這類型藥物複方成分高，除了可以緩解過敏性鼻炎以及相關的症狀，如鼻塞、打噴嚏、眼睛癢、喉嚨癢等，有些還具有其他的療效，如治療肥厚性鼻炎、鼻竇炎、皮膚發疹、氣喘及各種過敏症狀，因此藥劑成分複雜，如果你能夠確定孩子的過敏症狀與需求的話，其實只要針對本身症狀治療即可，不需要服用這類型藥物。

同時兼具治療感冒的藥物

這類型藥物主要是針對感冒所引起的各種症狀，如打噴嚏、流鼻水、鼻塞、喉嚨痛、頭痛等等，對過敏性鼻炎引起的這種症狀也有效，不過較適合短期或急用，不適合長期或經常服用。12 歲以下孩童不應自行給藥。

❓ 注意孩子的生活環境，
長大鼻過敏就會自然好？

從小注意孩子的生活環境，對於孩子鼻子過敏的症狀控制得宜，當孩子的免疫系統發育成熟，能夠適應環境的改變，過敏的症狀即會減輕。但是這並不表示鼻子過敏就永遠根除，因為過敏的基因是無法改變的，一旦過敏的機制被誘發起來，過敏的症狀就會再出現。當然，大部分的孩子長大後，尤其是青春期過後，過敏的症狀就會減輕了很多，但仍有一部分的孩子是持續終身的。

❓ 服用西藥會傷身，
改用中藥及草藥較安全嗎？

有些人認為，西藥有較大的副作用如類固醇，使用不當會導致所謂的傷身體，而中藥、草藥藥性較溫和且不傷身。其實中藥、草藥亦有嚴重的副作用，不可以一概而論。不管使用什麼藥，注意它們的正確用法、劑量、使用原則、副作用，權衡輕重、多方參考，選擇一種最適合自己的治療方式才對。

三伏貼或針灸，
我該給孩子做哪一種治療？

「三伏貼」又名天灸，是結合針灸、經絡以及中藥的學理，屬於針灸的一種，然而針灸是針刺，所以有很多孩子會害怕；三伏貼沒有針，對孩子而言，接受度較高，尤其是五至六歲左右的小孩子。不過還是要經過中醫師的評估以後，再選擇適合孩子的治療方法，這樣才是正確的。

 ## 搞定孩子鼻過敏的正確做法？

步驟1 家庭醫師制度

選擇一位能信任與溝通良好的醫師為家庭醫師，平常醫療相關問題都可以找他。孩子的簡單鼻子問題，可以先請他處理，如果需要做進一步的儀器檢查，或有其他情形時，他也可作合適而迅速的轉介。

步驟2 配合醫師的指示

如果家庭醫師制度因故沒能建立，至少在看醫師時，要與醫師配合，讓他有充分時間來為孩子診斷及找出合適的藥物治療，之後遵從醫囑服用藥物，及聽從醫生的建議修正生活方式，才是正確的治病法。

步驟 3　信賴醫師的專業

　　如果不能信任醫師，每看一回覺得沒什麼改善，便找別的醫師。或是看了數次，診斷已經確立，卻嫌藥效不如預期，再找別的醫師開藥，這是永遠達不到療效的做法。此外，不遵照醫囑自行加重劑量，或是另買中藥、成藥一起服用，也是很危險的做法。應該信賴醫師的專業，治病不能急躁，欲速則不達。

步驟 4　學會照料孩子

　　鼻子過敏是慢性病的一種，除了找醫師診斷排除併發症外，更需學會照料自己的孩子，譬如：該如何避免過敏原？如果急性鼻炎發作時又該如何處理？除了請教醫師以外，也可以自行從書報雜誌、網路吸收相關資訊，或是請教也有鼻子過敏的親友，互相鼓勵與支持。

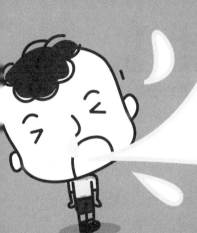

PART 4

日常保健
與預防

- 過敏兒的生活
- 過敏的預防
- 鼻過敏預防 Q&A

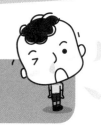

過敏兒的生活

過敏兒的飲食原則

有過敏體質的人，除了運用藥物治療與控制外，在飲食上有沒有什麼需要注意的呢？首先要注意的是，有些食物一定要避免，譬如對海鮮過敏的人，就絕對不要吃海鮮，因為過敏與體質有關，過敏系統一旦被開啟，終其一生都會存在，不要抱持著僥倖的想法，以為過敏經過一段時間以後會消失，這是不可能的，因此，在飲食上首要學習的是避免會引起過敏的食物，以及其他經常引起各種過敏的食物，如果真的想吃或害怕營養不足，則可運用烹調及替代的方式，找尋替代的食物與料理方法，仍能享受到相同的口味。

其次，盡量選擇可以治療過敏的食物，本書介紹一些食材，如洋蔥、青椒、蜂蜜等，可以靈活變化加以烹調，既可享受美食，又能預防過敏，真可說是兩全其美。

◆ 常見過敏食物

牛奶、雞蛋、豆類是三類最常見引起過敏的食物，推測可能是這些食物中含有特殊的蛋白質，還有其他常見的過敏食物是帶殼海鮮以及類似的食物。要如何避免接觸到這些食物，其實頗為困難，因為這些食品經常被大量食用，而且許多加工食品的添加物也含有其成分，最佳避免的方法就是自行選購食品並親自烹調，而且當有些食物是必須刪除時，也要找到合適替代的營養源，以保持營養均衡，否則可能會造成營養失調。

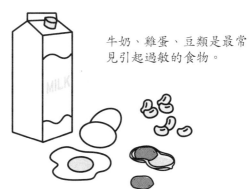

牛奶、雞蛋、豆類是最常見引起過敏的食物。

牛乳

對牛奶過敏的人，可能會以氣喘、鼻炎、腸胃不適、皮膚炎或其他症狀來表現。乳製品市面上處處可見，不知情買回家就食用了，還好對牛奶過敏的人皆可以慢慢適應，尤其是小孩在三歲後就可能改善。

雞蛋

對雞蛋的過敏和牛奶一樣，不過要注意的是，如果已經確定對雞蛋過敏，應避免施打用雞蛋製造的疫苗，如果有這樣的情形，施打疫苗前一定要先問清楚是不是由雞蛋所製造，就目前所知，流行性感冒疫苗就是其中之一。

豆類

大豆、花生等豆類也是容易引起過敏的食物，大豆除了作為食用菜外，常以加工品的方式出現，如豆奶、醬油、大豆油等，一不小心就會吃到，在購買各種油類時，最好要注意標示上的成分；而花生、開心果等等，也有些人對其過敏，不管是食物本身或加工製品，都可能引起過敏症狀。

醫生叮嚀

三歲前如果發現小孩有過敏的體質，應該盡量避免乳類製品，以免引起過敏；三歲以後則可以試著以漸進方式給予適應。

海鮮

　　海鮮類如魚類、螃蟹、蝦子、牡蠣、蚌、蛤蜊等等，這些食物的過敏通常會持續到終身，不小心吃到一定會引起過敏症狀，想不相信都不行。症狀包括：嘴巴腫、皮膚紅腫發癢，甚至休克不省人事都有可能。

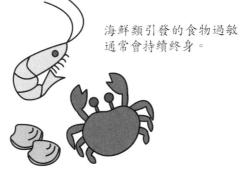

海鮮類引發的食物過敏通常會持續終身。

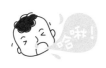

相關報告

　　不少研究報告指出，對食物過敏，通常以皮膚的症狀較常見，而鼻子過敏者以牛奶、蛋及動物內臟（肝）引起的病例較多。魚引起的過敏，以異位性皮膚炎表現者最為常見，不過也有些是因為聞到魚腥味導致鼻子過敏、氣喘，而不是吃到魚才發生症狀。

與引發過敏相類似的食物

　　雖然不是該食物，但同一類的食物也可能會引起過敏，例如與花生相類似的豆科植物果實，也有可能會引起連鎖反應，產生過敏的症狀。其他如芒果、草莓、奇異果等，各種同質性都有可能。

○ 飲食替代方案

牛奶 的替代食品

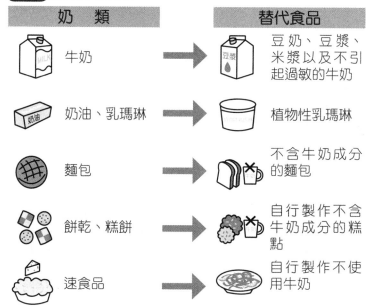

奶　類		替代食品
牛奶	→	豆奶、豆漿、米漿以及不引起過敏的牛奶
奶油、乳瑪琳	→	植物性乳瑪琳
麵包	→	不含牛奶成分的麵包
餅乾、糕餅	→	自行製作不含牛奶成分的糕點
速食品	→	自行製作不使用牛奶

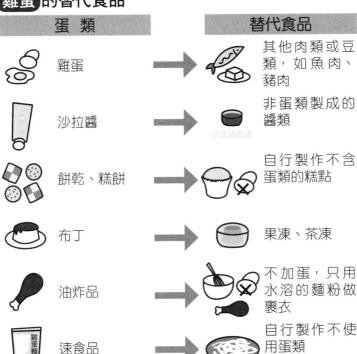

雞蛋 的替代食品

蛋 類	替代食品
雞蛋	其他肉類或豆類,如魚肉、豬肉
沙拉醬	非蛋類製成的醬類 (日式油醋醬)
餅乾、糕餅	自行製作不含蛋類的糕點
布丁	果凍、茶凍
油炸品	不加蛋,只用水溶的麵粉做裹衣
速食品	自行製作不使用蛋類

♦ 其他應避開的飲食

精緻糖

　　研究報告指出,越西化、越都市的生活環境,都是過敏增加的原因,精緻糖也是其中的一個因素。因此對於甜食等應盡量避免,但是微量的食用,以及沒有對糖過敏的孩子,適量的給予是無可厚非。然而精

緻糖除了可能引發過敏外，別忘了糖對於其他如過胖、糖尿病、心臟血管疾病也都是重要的影響因子，所以從小就不要養成吃過多的糖比較好。

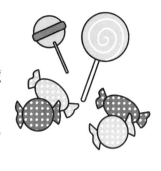

精緻糖

巧克力

與精緻糖相似，巧克力也是引發過敏的因素之一，但並非全然不能食用，微量的食用，以及沒有對巧克力過敏的孩子，適量的給予是可接受的，尤其是純度較高的巧克力，對心血管疾病的預防是有幫助的，但是不建議給添加太多其他物質如奶油、花生等等太複雜的巧克力。

巧克力

冰品

對於有氣喘或是常常支氣管發炎的孩子，冰品是禁忌。但是如果只是鼻子過敏，吃冰時不會引發咳嗽氣喘的發作，偶而給予是可接受的。但如果孩子沒嚐過冰的滋味，也就不需刻意給。

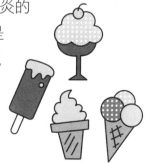

冰品

過敏兒的生活須知

清潔劑、香水與芳香劑

　　噴霧式的清潔劑、香水與芳香劑，對於過敏患者來説是不適宜的。最好少用這些物品，如果非不得已要用，也應當避免過敏者在家中的時候使用。

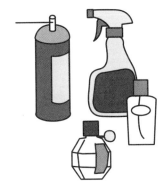

清潔劑、香水與芳香劑

空調設備與除濕機

　　這兩樣是有過敏的家中必備的設備。一般濕度保持在 40％到 50％之間最為理想，若過分除濕，低於 35％以下，會有呼吸困難的情形。使用除濕機時，定期的清潔工作是必要的，以不超過兩週為原則，且每天除出來的水必須清除，並將儲水箱清刷乾淨，以免黴菌細菌的孳生。

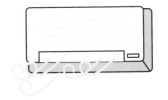

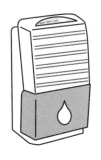

空調設備與除濕機

155

● 避免室內空氣污染

不吸菸

　　吸菸是首要禁忌，過敏家族沒有吸菸的權利，同時也有拒吸二手菸甚至二手菸的義務。

燃料改用電力

　　家中廚房的爐灶，盡量改以電熱為主，避免使用天然氣、木炭、煤油等。

盡量不貼壁紙

　　牆壁盡量選擇以水漆粉刷，不要貼壁紙為原則，因為有些壁紙會沾黏灰塵。

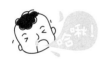

過敏相關研究

　　檢查家中是否有細菌孳生最簡單的方法，就是在浴室內或廚房水槽的濾杯中，摸到黏黏滑滑的表層，那就是成千上億細菌存在的地方。

注意地板打蠟的原料

地板打蠟也以水蠟為主，而且要從事粉刷、打蠟工作時，有過敏的人一定要離開，待揮發物質完全消失後才回家。

避免燃燒物質

家中盡量不要燃燒特殊物質，如傳統蚊香、檀香、蠟燭等等，燃燒引起的灰燼可能會引起鼻子過敏。

醫生叮嚀

有些冷氣機會產生臭氧來達到殺菌的效用，可惜這並不適用於過敏家族，臭氧會增加過敏的發作，造成反效果。如果家中已使用這種設備，可以增加一層含木炭的濾紙，一方面除臭，一方面改善臭氧所導致的傷害。

現在奈米技術相當進步，選擇以此技術製成的抗菌防塵的生活用品，效果也不錯，所以不妨選用此類的產品。另外，盡量少用清潔劑，如果經濟許可，也可以改用生化科技的產品，不但環保，也可以減少致癌物質的傷害。

● 寵物飼養

家中有過敏體質的人，實在不適合飼養寵物，如果真的割捨不下、非養不可，最重要的一個條件是：養在室外，千萬不要養在室內。而寵物進入室內時，也要記住：嚴禁進入臥室。與寵物接觸後，一定要清理身上任何接觸過的地方，手、身軀、頭髮與衣褲等，看得到或沒看見的地方都要清理。

● 玩具及地墊

玩具的材質宜選擇合成纖維質料為主，以光滑面的表層為第一優先，避免毛絨絨的玩具，也必須是安全玩具。地墊考慮其安全性也必須是合格安全的，另外就是表面盡量是平滑沒有凹凸不平，因為如此才不容易沾上毛髮、灰塵，污垢也較容易清理。

● 衣服及被蓋

衣服與被蓋，宜選擇合成纖維質料為主，表層避免長毛與毛料或毛巾類的材質。選擇應以光滑面的表層為第一優先。平常收藏時，應放置於櫃子裡，以減少塵垢。應注意衣櫃內的濕度與清潔，以減少蟑螂與黴菌的侵襲。

過敏兒的運動原則

運動對身體健康有許多好處，也是許多人喜愛的活動之一，但對鼻子過敏的人來說，能不能放輕鬆、痛快地在運動場上馳騁一番呢？這就依據孩子過敏的情況而定，基本上，只是輕微的鼻子過敏的話，並不需要刻意限制運動的類型與時間，但還是以溫和性的運動為主，例如：慢跑、太極拳、做體操等，如果鼻子過敏又有合併氣喘、慢性咳嗽等問題的話，就不適宜進行激烈的運動，而且在運動前要注意運動環境，有沒有過敏原存在，並服用預防過敏的藥物，這樣才能安心做運動。此外，過敏者如果想從事激烈的運動，可以配合本身情況採取漸進的方式改善體能，自己訂下運動計畫，逐日增加運動負荷量。

醫生叮嚀

運動對過敏或氣喘患者來說非常重要，尤其是青少年與幼童，有研究顯示，過敏或氣喘的兒童或青少年，因為缺乏戶外活動及運動，反而會造成懶惰、產生負面自我形象的影響。

◉ 選擇最佳的運動項目

鼻子過敏患者雖沒有運動上的限制，但是激烈的運動往往會引起呼吸的毛病，因此運動的種類以緩和性為主，如游泳、慢跑、散步等。

高風險運動類型（比較不適合過敏兒）

足球、賽車、高衝擊有氧運動、快速自行車、網球、籃球、短跑、棒球。

低風險運動類型（比較適合過敏兒）

散步、慢跑、游泳、暖身操、太極拳、氣功、高爾夫球。

◉ 選擇合適的運動場所

注意運動場的環境，最好在乾淨的健身房或安靜的室內運動場，如在室外需注意附近有沒有燃燒廢棄物或排放工廠廢氣，千萬不要在靠近大馬路邊的空地，需要時可事先服用預防性藥物，如抗組織胺或預防氣喘的支氣管擴張劑等。

● 運動宜採漸進方式

如果真的很想從事較激烈的運動，可以採漸進方式，比方從每天慢跑二十分鐘開始，按照個人能力再慢慢增加，定好適合個人當時身體狀況的運動計畫，按照計畫施行，並隨著體能改善，緩慢增加負荷量。

● 合併症患者不適宜劇烈運動

鼻子過敏合併有支氣管氣喘者，如咳嗽、呼吸困難，或合併運動性氣喘的人，不宜劇烈運動，如短跑、運動競賽。

過敏相關研究

過敏或氣喘應注意運動帶來的潛在性問題，就是運動引發性氣喘，這是一種由劇烈運動引起的呼吸道短暫收縮或稱支氣管痙攣，推測可能是在激烈運動下，身體需要更多的氧氣、增加呼吸頻率，使得呼吸道變得乾澀，而這種乾澀對過敏及氣喘患者，正是刺激引發氣喘的原因。

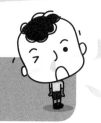

過敏的預防

❤ 懷孕期是否有 可預防過敏的方式？

　　預防過敏，從媽媽懷孕的第一天開始做起，雖然不能杜絕寶寶過敏疾病的發生，但是若能在懷孕期多加注意，加上寶寶出生後的飲食與環境的控制，兩方面密切配合下，寶寶發生過敏疾病的機率，會大大地減少一半以上。這樣的結果，仍是有效的預防方式。為人父母者，為下一代的健康加油吧！

　　高過敏家庭中的懷孕婦女，能從懷孕開始就要盡量避免接觸家族內導致過敏的過敏原，如引起家族中過敏的食物以及減少塵蟎、蟑螂、黴菌、貓狗等有毛寵物，與空氣污染物或香菸的接觸。懷孕的媽媽在懷孕期間可以多吃低過敏奶粉、益生菌與魚油等，來降低寶寶將來產生過敏性疾病的機率。

　　用藥方面，一般而言，懷孕前四個月最好不要服藥，以免影響胎兒的器官發育。然而據統計，罹患氣

喘的女性在懷孕時，約有三分之一的症狀會變得更嚴重。但許多孕婦因為怕使用氣喘藥物會影響胎兒的發育，都拒絕用藥，如此可能會導致寶寶早產或增加低體重兒出生的比率，甚至可能增加嬰兒的死亡率，因此氣喘孕婦仍需適當的使用氣喘藥物為宜。

一般而言，除了腎上腺素類的藥物如bromdpheniramine 和 epinephrine 以外，常用的支氣管擴張劑和吸入性類固醇，並不會增加胎兒的危險性。懷孕的媽媽當嚴重氣喘發作對胎兒的危險性，遠比一般氣喘藥物使用對胎兒的影響來得高很多。因此，有過敏疾病的懷孕媽媽一定要遵從醫師指示用藥，才能將過敏的影響降至最低。

醫生叮嚀

　　研究報告指出，約有 25% 的嬰幼兒對果汁也會產生不適應的情形，尤其是對柳橙汁的報告最多，出現的症狀是拉肚子，或是嘴邊出現小疹子。因此，對過敏家族的嬰幼兒與懷孕婦女的飲食，需要特別注意。

生活環境該怎麼營造，才能預防孩子鼻過敏？

　　會過敏跟不會過敏的人在生活上要注意的事項經常是天壤之別，對會過敏的人來說，生活中有些小細節如果一不注意，其結果將會是非常可怕，譬如：床單用久了忘了換、地毯沾染灰塵忘了清洗，對沒有過敏的人來說，可能只是一件可有可無的小事，但是對有過敏毛病的人來說，輕者可能涕淚齊下、鼻塞兼咳嗽，不知情者還以為患者怎麼突然這麼傷心難過；

過敏相關研究

　　花生的過敏在國人較少見，但在歐美國家卻有越來越增加的病例報告。除急性的過敏休克症狀外，引發其他的症狀並不明顯。不過，已經有過敏疾病的人，會因為體內對花生過敏，而加強過敏的症狀，如果有氣喘或鼻過敏症狀的人，吃了花生或類似的核果類後，會使氣喘或鼻塞、流鼻涕、打噴嚏的症狀更明顯。

重者還可能引起致命性的氣喘，對生命造成威脅，因此，過敏者需要了解生活中有些因子是絕不能輕忽的，並嚴格遵守生活中應注意的規則。由於生活習慣包括非常多的項目，最重要的是要保持室內清潔，避免過敏原存在，以下將逐一列舉以供參考。

基本須知

床具

床墊、枕頭與床櫃，都必須套上合成纖維質料（如聚酯、尼龍等）做成的罩子。這些罩子必須每兩週清洗一次，且用熱水（最好高達 80℃ 以上）清洗，而每週用吸塵器清除床櫃及無法清洗的地方。另外，被子的質料也應選擇合成纖維質料為主，如果不是，則須加上一層合成纖維質料做成的套子。

衣物

衣物的材質與床具一樣，以選擇合成纖維質料為主，避免長毛與毛料的衣服。平常收藏時，應放置於櫃子裡，以減少塵垢。應注意衣櫃內的濕度與清潔，以減少蟑螂與黴菌的侵襲。

氣溫與濕度

空調、除濕機與濕度計是居家必備品。臥室不能位於濕度高的地方,如地下室。家中若有牆壁長霉則要徹底的清除乾淨,保持濕度在 50％左右,以防止黴菌的孳生與塵蟎的繁殖。

地毯

家中原則上是禁止擺設任何一種地毯,不論長毛、短毛、全鋪或活動的都不行,尤其是全鋪更是絕對禁止,而且臥室絕對不能放置地毯。不過,有些地毯是有紀念價值或因某些因素無法割捨,唯一通融留下來的條件是:每隔幾天就用吸塵器處理,以及每六個月送到乾洗店徹底清理。

医生叮嚀

家中如果有小朋友鼻子過敏,一定不要買絨毛的布偶玩具,改以皮製、塑膠製成的玩具,而且要注意玩具的清潔,不要沾染到太多的灰塵。

家具與裝飾品

樣式

　　家具樣式的選擇，盡量以簡單、表面光滑好清洗為主，因為有雕刻、雕花或是不平滑有坑坑洞洞的家具，容易沾上毛髮、塵埃。

材質

　　材質以上漆的木材、塑膠或金屬類較適合，藤製或棉質較不適合，不但容易沾染毛髮、灰塵，也較不易清理。

醫生叮嚀

　　現在都市人因為洗衣機、烘衣機的方便性，似乎愈來愈少人會做曬棉被與拍打棉被的工作了，其實棉被除定期的清洗外，最好每隔一段時間拿到陽光底下曝曬六到八個鐘頭，以及拍打棉被中的棉絮，也能有效防止塵蟎生長。

　　坊間抗塵蟎的用品很多，必須謹慎選擇，應以材質為首要考量，避免含殺塵蟎的清潔劑與殺蟲劑，如此不但對防塵蟎沒有幫助，反而會對身體造成無形的傷害。

櫃子

如衣櫃、書櫃等最好避免開放式，以有門的櫃子或抽屜較佳，也盡量簡單沒有雕花、凹凸不平的表面為宜。

裝飾品

家中要盡量減少吊飾，如吊燈、吊掛的電扇或其他裝飾用的吊掛物，以免接收灰塵、毛髮等。

窗簾

窗簾的材質也應與床單、被單等的材質相同，以合成纖維為主，而且容易拿下來清洗。百葉窗或是百葉窗簾，尤其是直落到地面的應避免使用，此外，類

醫生叮嚀

冷氣機也有除濕的功能，所以用冷氣機的時間大部分就可以省去除濕機的使用，在夏天開冷氣，在冬天開除濕機，可以減少一些開銷。不過冬天或不用冷氣機的日子，要記得檢查濾網是否乾淨再開啟，以免製造空氣污染，造成再次傷害。

似汽車上用的塑膠遮陽用品與隔熱紙等，也似乎適合用於家中，一來可以減少灰塵的黏著，二來可以減少清理的時間。

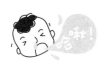

過敏相關研究

幾個研究顯示：空氣清淨機對過敏原的清除並沒有很有利的證明有效。對短暫的空氣濾淨有改善，但對長期控制過敏者的症狀，就沒有顯著的改善。住在公寓中，空間都是有限的，空氣清淨機的添購就並非絕對，可以依情況而定，但除濕機是必備的。

爸媽一起做，預防過敏的生活習慣

過敏患者想拒絕過敏發生，與本身預防工作做得徹不徹底有關，此外，規律的生活作息、注意營養的攝取、適度的運動、注重生活起居與小細節、保持心情愉快等等，也都是預防過敏的好習慣，良好的生活

習慣是身體健康的基石，身體強健自然病痛就遠離，因此，過敏患者除了消極地避免過敏原外，積極擁有健康愉快的生活，可以更有效預防過敏喔！

● 遠離過敏原

要有效杜絕過敏原，包括：注重家庭的清潔與衛生，勤於打掃、不舖地毯、不養寵物、不吸菸、使用除濕機等，保持家中的空氣流通，避免灰塵與過敏原的入侵。

醫生叮嚀

過敏患者如果想要好好享受「動」的樂趣，可以趁著夏天多做些戶外運動、強化體能，因為夏天是氣喘與過敏的緩解期；但冬天則以室內運動為主，並避免吸入過多的冷空氣。

適度緩和漸進性的運動，並注意均衡飲食的攝取，與具備鼻子過敏的正確觀念，是改善生活習慣的基本要素。

◉ 注意生活起居

　　由於鼻子過敏患者對空氣與溫度的敏感度高，所以過敏患者平時要注重保暖，早晨起床或在冷氣房時最好披上外套，冬天騎車出門時宜幫孩子戴上口罩與全罩安全帽，保持鼻腔的溫暖、減少冷空氣刺激，平時不要洗冷水澡或者淋雨，洗完頭髮最好馬上吹乾，流行性感冒肆虐時盡量不要到公共場所等等。

◉ 避免情緒起伏

　　在精神受到嚴重刺激時，也可能會引發過敏症狀，所謂的情緒刺激包括：喜、怒、哀、樂、愛、惡、慾等，這種情緒上的過度改變，對身體具有一定的影響，所以過敏患者應該保持愉快的心情，避免情緒起伏過大。

◉ 適度的運動

　　雖然過敏患者不適宜太過劇烈的運動，但是適度的運動，可以增加個人的體力與活力，對健康有很大的幫助，本書第 159 頁介紹過過敏患者的運動原則，過敏患者仍可選擇合適的運動，保持身心健康。

◊ 規律的生活作息

　　良好的生活作息是健康長壽的秘訣之一，同樣地，長期不正常的生活作息，如過度操勞、熬夜、睡眠不足、多愁善感、飲食失節等等，可能會導致抵抗力下降，進而容易引起過敏。

◊ 注重飲食禁忌

　　過敏患者在飲食上應避免易引起過敏的食物，如海鮮、冷飲、加工食品、刺激性食物等等外，平常應該多吃營養豐富的食物，如含維他命 A、C 食物，以改善體質、增加抵抗力。

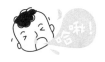

過敏相關研究

　　有些父母會因為過度保護過敏兒，反而限制其生活行為與活動，這樣可能會造成過敏孩童的壓力過大，甚至引起親子間的衝突，因此，父母與孩子間的溝通就相當重要。

預防過敏的家庭飲食

推薦過敏者可吃的家常菜：

山藥粥

材料與做法　山藥與米一起熬成稀飯，可以加百合效果更好。

療　　效　治療脾胃虛弱引起的鼻子過敏。

藿香菖蒲雞肉湯

材料與做法　藿香、石菖蒲、砂仁、雞肉、生薑、去核紅棗煮湯。

療　　效　治療鼻塞頭重、陣發性清涕。

蔥白豆豉燜鯽魚

材料與做法　蔥白、淡豆豉、生薑與鯽魚一同燜燒即可。

療　　效　治療早晨起床即噴嚏不止的鼻子過敏。

辣椒胡椒燜豆腐

材料與做法　辣椒、胡椒、豆腐、瘦豬肉等一起燜燒即可。(辣椒不加,加適量胡椒即可)

療　　　效　治療早晨起床即噴嚏不止、鼻塞、口淡無味的鼻子過敏。

西洋參田雞湯

材料與做法　西洋參、百合、麻黃、田雞煮湯。

療　　　效　治療體質消瘦且鼻乾鼻塞、間歇性打噴嚏。

大蒜牛肉粥

材料與做法　生大蒜、粳米、芫荽、牛肉煮成粥。

療　　　效　治療鼻子過敏合併風寒、感冒,流濁涕。

醫生叮嚀

　平時可以用 2.5 公克的西洋山菜加上一瓶蘋果西打當飲料,一天四次,對幫助鼻塞有幫助,但如果對黴菌過敏者,則不可以喝蘋果西打。

黃耆粥

材料與做法 黃耆與米一起熬煮成稀飯。蒼耳子、新夷花、黃耆等,在一般中藥店或藥材店都可以買到。

療　　效 可以改善鼻子過敏的體質。

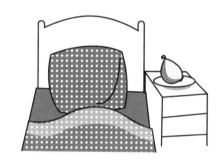

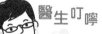醫生叮嚀

　　生洋蔥有化痰的效果,萬一氣喘突然發作,又無法立刻取得藥物,可以在舌下放置一片生洋蔥,能暫時緩解症狀。

　　平時鼻塞時(尤其是睡前),可以放一小片洋蔥在床頭邊,並配合鼻子按摩,可以明顯改善鼻塞的不適。

　　不過要記住:洋蔥要每天更換,保持新鮮為宜,以免滋生黴菌,如此,反而會加重過敏的症狀。

預防過敏的
食物、食材、營養素與藥物

預防過敏的飲食之道

該怎麼吃才能預防過敏呢？基本上，食物的攝取原則要多樣化，並以少量開始，最好每四天一定要更換菜單，亦即同樣的食物不要超過四天。有些食物已被證實為過敏原，或者本身已經知道會引起自己過敏的食物，當然是要避免，但可以運用替代食物的方式攝取，本章曾提到過敏食物的替代方案（詳見第152頁），可以避免導致營養不均衡。以下介紹幾種飲食，具有預防與改善過敏症狀的功效，取材與製作都非常方便。

預防過敏的食物

洋柑橘茶

可以幫助改善鼻子充血的症狀，平時飲用有預防與改善症狀兩種作用。

迷迭香茶

可以幫助改善鼻子充血的症狀，有預防與改善症狀兩種作用。

蒼耳子茶

可以配合薄荷、辛夷花、白芷等合用。蒼耳子有毒，需炒過後再泡成茶飲，且不宜連續服用超過二週。

辛夷花茶

辛夷花有收縮鼻黏膜血管的作用，改善鼻子症狀，平時飲用有預防與改善症狀兩種作用。可以與紫蘇合用效果更好。

🌢 可以改善過敏的食材

大蒜

療　　效　可以降低 E 型免疫球蛋白的量，預防鼻子過敏發作。

服用方法　可以生吃，煮熟吃效果較差。不宜生吃者，宜燉煮喝湯。

青椒

尤其是紅色甜椒可以幫助減緩鼻塞症狀。

蜂蜜

對於花粉過敏者，蜂蜜不失為是一種減敏的治療。最好直接向養蜂人購買未經過處理的蜂蜜，當中含有許多不同種類的花粉，可調整免疫系統對過敏的反應。（一歲以下嬰幼兒不可服用。）

洋蔥

有穩定巨大細胞的作用，一方面可以抗組織發炎，一方面又有預防過敏的功用，是一個對鼻子過敏非常好的食物。

西洋山菜（山葵）

國內稱西洋山菜為山葵，即日本人吃生魚片時所沾的芥末（wasabi），可以幫助減緩鼻塞症狀，睡前在床邊放一小盤西洋山菜，幫助呼吸通暢。

水

水似乎不能稱為是食材，但補充水分卻是健康的基本要素。水分的補充，尤其夏天或易流汗的成人一天至少 2500 cc以上；但小孩尤其嬰幼兒應依體重來評估，有必要者請諮詢醫師為宜。如果身體中水分儲

存不夠，組織胺的濃度將會相對增加，使得過敏症狀容易出現。

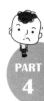

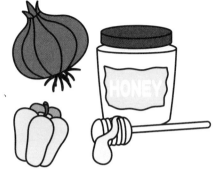

大蒜、青椒、蜂蜜、洋蔥、西洋山菜（山葵）、水

🜄 預防過敏的營養素

　　維生素與礦物質一直在營養學上占有重要的分量，缺乏這些營養素的話，會對人體造成不良的影響，但是每一種維生素各有其功效，本書介紹幾類可以預防過敏的維生素，包括維生素 B 群、C、E 等等，以及礦物質硒，平常在飲食中能酌量攝取，不但可以促進新陳代謝、活化身體機能，對預防過敏也有其功效。

　　此外，適當的使用預防過敏的藥物，確實能有效預防過敏發生，因此，注意營養素補充與藥物使用，對於預防過敏是有幫助的。

維生素 B 群

為水溶性的維生素，不會沉積體內，因此需要每天攝取。B5、B6、B12可以幫助減輕過敏的症狀。食物中：動物性如牛肉、豬肉，或是生蔬菜、五穀雜糧中含有豐富的維生素 B 群，平時可以多吃。

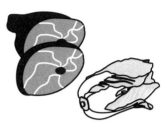

牛肉、豬肉，或是生蔬菜、五穀雜糧都含有 B 群。

維生素 B5、B6、B12 的作用

維生素	作　　用
維生素 B5	可以刺激腎上腺分泌身體自己需要的類固醇，因此可以預防過敏的發作
維生素 B6	可以有抗組織胺的作用，幫助減輕過敏的反應。不過如果有巴金森氏病的人，需請教神經科醫師如何服用
維生素 B12	對於合併氣喘的人，確實能有效改善氣喘的發作。它還可以預防貧血，幫助身體吸收與代謝，保持細胞與神經的健康

維生素 C

不但可以降低血中組織胺的濃度，還可以減輕過敏發作，又有幫助支氣管擴張，對預防氣喘的發作也有效。不過服用大量的維生素 C，如果出現拉肚子的現象，則需減量。若有合併糖尿病，需要請教醫師再服用。食物中酪梨、葡萄柚、檸檬、柳丁等都含有豐富的維生素 C。

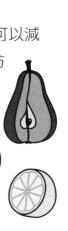

酪梨、葡萄柚、檸檬、柳丁等都含有豐富的維生素 C。

醫生叮嚀

維生素 B、C 是預防過敏疾病的重要元素，尤其是維生素 C，不但可預防過敏，又可抵抗病菌入侵，是人人每天必備的基本營養素。但除了每天補充必需的物質，仍需配合生活的作息：不熬夜、生活起居規律，以保持身體狀況良好，才能達到預防疾病的效果，否則光靠維生素的補充是不可能達成任務的。

如果擔心本身對某些營養素攝取不足，可以針對該維生素服用維他命丸，既方便又便宜，或是每天吃一顆綜合維他命，也能夠有效預防維生素攝取不足。

過敏相關報告

　　美國一篇對鼻子過敏者的研究報告顯示，成年人一天攝取兩千毫克的維生素C（孩童則須減量，應依醫師評估後指示用量為宜），有效降低體內組織胺產物。

維生素 E

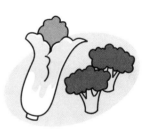

　　可以幫助免疫系統功能，降低血中組織胺的濃度，也是很好的抗氧化物，對心臟血管有正面的幫助。蔬菜如：葉菜類、青花椰菜、五穀雜糧等皆含有豐富的維生素 E。

葉菜類、青花椰菜、五穀雜糧等皆含有豐富的維生素 E。

硒

　　可以降低對空氣中過敏原的反應，它與維生素 E 的作用有異曲同工之處。因此與維生素 E 並用效果更能發揮。食物中：雞肉、大蒜、洋蔥、五穀雜糧中都含有，可以酌量攝取。

🌢 預防過敏的藥物

類固醇

　　目前改良過長期使用的劑型，以噴鼻劑型為主，而且為長效，一天只用一至兩次，劑量少、副作用也很少。臨床上用效果很好，不失為鼻子過敏者的福音，可以有效改善局部血管收縮、減少水腫、抑制組織發炎的程度。參見第三章鼻子過敏的診斷與治療。

抑制巨大細胞分泌藥物

　　主要的作用是抑制巨大細胞分泌顆粒。這一類的藥物有：因達永樂（Cromolyn，Intal）、Atrovent、白三烯調節劑（Leukotriene Modifiers）。請參見第三章鼻子過敏的診斷與治療。

過敏相關報告

　　英國的一項新的研究指出，在飲食中攝取較多維生素 E 的人，其血液中與過敏有關的抗體愈少，或許可以免於某些過敏症，而綠色蔬菜、水果、穀類、蛋、小麥胚芽等，都含有豐富的維生素 E。

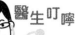

醫生叮嚀

　　醫學界一致認同，治療鼻子過敏盡量不要依賴藥物及外科手術，而以強化免疫力的療法為主，例如：均衡的飲食與營養、適當的運動與按摩、避免接觸生活中的過敏原、日常作息的調整等，都有助於加強免疫系統運作，抵抗過敏的刺激。

　　如果日常生活的飲食、運動等調養的方式無法達到改善過敏症狀時，則需要用藥物的輔助。千萬不要因噎廢食，那可就因小失大了！

預防過敏的居家設計

家具

　　樣式盡量簡單／家具易搬動且易清掃／材質不用布製／盡量不掛裝飾品／櫃子加裝抽屜或門／沙發用皮製或木製／不要用棉布製沙發。

地板

　　不要鋪地毯／盡量鋪大塊磁磚或木製地板／不要鋪榻榻米／地板打蠟以水蠟為主。

牆壁

盡量不貼壁紙／可以使用木板製裝潢／以水漆粉刷牆壁為主／注意牆壁有無發霉或剝落。

窗簾

避免使用百葉窗簾／不要掛棉質窗簾／可改用合成纖維材質的窗簾。

寢具

不要使用毛毯／避免棉質的被子與床單／使用合成纖維的床罩／寢具不使用時用床罩罩上。

空調

裝置除濕機或冷氣機／具備過濾空氣中微粒子的功能／濾網要經常清洗。

盆栽與寵物

盡量不飼養寵物／寵物養在室外／盆栽放在室外／養魚或龜要注意水質有無發霉。

日照

寢室選擇有日照且通風良好的房間／寢室選擇有窗戶或氣窗的房間。

燃具

避免燃燒木炭或煤油／少使用瓦斯爐／盡量使用電磁爐／可使用電暖爐／使用電蚊香／避免燃燒蚊香／烹飪時要使用抽油煙機／避免點燃檀香或蠟燭。

打掃

盡量每天打掃一次／特別注意寢室的整潔／寢具或窗簾每個月至少清洗一次／家具要經常擦拭／除濕機或冷氣機要定期維護與清洗／食物盡量收藏好／注意地板的濕氣與通風。

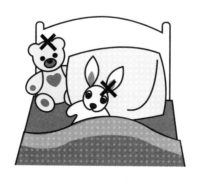

寢具或窗簾每個月至少清洗一次

⬡ 過敏兒的芳香療法

　　前面介紹了過敏者在飲食、生活與運動各方面需注意的事項後，本篇補充介紹可以治療過敏的芳香療法，由於鼻子過敏與吸入的物質有很密切的關係，所以有些芳香精油，讓孩子吸入後，對某些症狀也有不錯的療效。

　　不過，在使用芳香精油前，應該先確實了解孩子的過敏原為何，避免接觸到與過敏原類似的精油引起過敏，或者本身對芳香精油會過敏，這樣反而得不償失，而且對於該精油的使用方法、功效及是否有不適用的疾病等都要清楚了解，還有如果有急性呼吸道疾病與氣喘患者，最好不要使用芳香精油。本書介紹幾種對鼻子過敏有效的芳香精油，你也可以讓孩子試試看喔！

💧 使用前注意事項

了解本身的過敏原

　　使用前應先了解孩子的過敏原是什麼，避免接觸與使用類似的芳香油品。

了解精油的功效

在選擇芳香精油時，要清楚知道該精油有何功效，譬如有的是減輕鼻塞、有的是提神醒腦，用錯了雖不至於有什麼大問題，但對改善病情就沒助益。

了解正確的使用方式

芳香療法的使用方式有很多種，包括經由稀釋服食、吸入、擦抹或浸泡等。而且有些精油有毒，不宜服食，使用前一定得先向業者諮詢清楚，以免發生錯誤。要注意的是，濃縮的芳香原油，不能直接服用，亦不宜直接接觸皮膚、眼睛。

醫生叮嚀

使用芳香精油，以低劑量為主，適中即可，否則使用過量雖不致有什麼後遺症，但也會覺得頭昏或不舒服。如果你從來沒有買過芳香精油，最好在使用前能夠請教使用過的人，請教醫生更佳，以免使用錯誤。

了解是否適宜使用芳香精油

過敏伴有急性呼吸道疾病、氣喘發作等疾病者，不宜使用芳香療法；合併高血壓者，則不宜使用迷迭香、鼠尾草等芳香油。

對鼻子過敏有效的芳香精油

尤加利精油

滴一、兩滴精油在手帕或紙巾上，吸收蒸發的氣味，或滴四、五滴在熱水中，與熱水混合，吸熱蒸氣，具有抗菌與減少鼻子充血的作用。

檀香精油

睡前放一小碗稀釋過的檀香精油水於床前，可以幫助睡眠與減輕鼻塞的症狀。不過要放於安全、小孩拿不到的地方並標示清楚，以免誤食。

迷迭香、薰衣草、松樹混合的精油

十五滴迷迭香、十五滴松樹精油、十滴薰衣草混合，用煮開的滾水與 5 cc的混合精油混合，然後將大毛巾披掛在頭上，頭前傾吸熱蒸汽約十分鐘，可以幫助鼻子血液循環，減輕症狀。

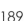

◑ 按摩

鼻子按摩

兩掌互相擦熱、產生熱氣。
兩隻手掌摀住鼻子。
再用兩手的食指,沿著兩
側的鼻翼到鼻根進行按
壓,中指可以輕輕放在
食指上輔助按壓。
每天兩次,每次一百
至一百五十下。

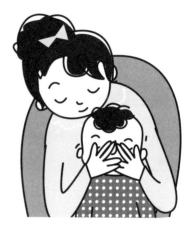

媽媽用兩手的食指,幫孩子沿著
兩側的鼻翼到鼻根進行按壓,中
指可以輕輕放在食指上輔助按
壓。

醫生叮嚀

　　鼻子按摩對促進局部血液循環,改善鼻塞
症狀很有幫助。但千萬不要過度用力、或拼命揉
搓,如此,不但對鼻塞沒幫助,反而會造成局部
傷害,更會加重鼻子的不適。正確的按摩方法是
兩手的食指順著鼻子的形狀輕按至鼻翼兩旁,按
的次數與頻率不拘,但就是不要過度使力。

穴道按摩

風池：後脖頸與耳朵中間的凹陷處、髮際處。

合谷：拇指與食指的骨頭分開處、手指張開時的凹陷處。

印堂：兩眉間中央部位，即兩眉正中處。

迎香：鼻翼外側約五分處。

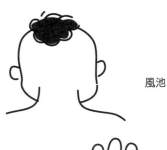

風池

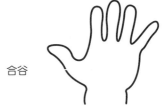

合谷

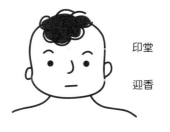

印堂

迎香

醫生叮嚀

　　有氧綜合運動是對於有過敏體質的人最好的預防與養生運動，包括：散步、游泳、暖身操、太極拳、氣功等。運動的種類以緩和性為主，如游泳、慢跑、散步等。

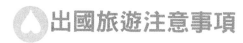

出國旅遊注意事項

　　提到旅遊度假人人都愛，但對有過敏毛病的人來說，旅遊卻像是一項挑戰，因為過敏症狀的發作往往都在最不適當的時候出現，也許大家正在主題樂園或美麗的公園中遊玩，過敏患者在盡情奔跑時卻吸入過敏原觸發病情，頓時一陣手忙腳亂，接著又一番折騰，使得大家乘興而來卻敗興而歸。因此，過敏患者想享受一趟愉快又有品質的旅行，就必須在行前做好一個旅遊計畫，了解旅遊中可能會引起過敏的情境，並準備好可能會需要的藥物，同時在挑選旅遊地點時，盡可能避開會引起過敏症狀的地區，藥物記得隨身攜帶，而且也要讓同行者了解個人過敏的問題及處理的方式，總之，事前多一分準備，就可以少一分擔心。詳細說明如下。

旅遊前的準備

了解過敏原與空氣污染的物質

　　做旅行的計畫時，應先了解會引發過敏的過敏原與空氣污染的物質，盡量避免接觸或前往這些物質多的地區，如：動物園、森林公園或吸菸區等，但這並不表示過敏患者就永遠不能去這些地方，而是去這些地區時需要特別小心。

藥物的準備

目前治療的藥物與應該準備的藥物，它們的藥名、功用與該注意用藥的劑量，以及急救藥物的準備，最好做筆記以免忘記。並請教醫師，萬一緊急情況發生時，應該注意哪些事情。

旅遊附近的醫院與醫師

請教醫師或詢問相關單位，前往旅遊附近的醫院與醫師的電話與地址，並聽聽目前治療醫師的意見。

旅遊時應注意事項

在路上

大人盡量避免在車上吸菸，若是自己開車，車上的空氣也要注意流通，帶著自己的毛巾與枕頭，可以減少塵蟎的誘發。藥物必須放在自己隨手拿得到的地方，隨時注意各種情況。

餐館與飲食

避免過敏食物的食用，必須與餐館好好溝通，且盡量以完全熟食為主。應事先具備有簡單的處理方法與注意事情的準備，以防萬一發生食物過敏時，才不至於慌了手腳。

在旅館或外宿

　　先檢查環境，並盡量用自己攜帶的居家物品。如果是在鄉村小屋，要注意灰塵的清理與屋內空氣流通的狀況。先檢查並清理住宿的地方，待室內塵埃完全消失時，再安排過敏者進入屋內。

醫生叮嚀

　　旅行前記得要放入行李袋的東西：
- 足夠的過敏藥物，一部分放在行李中；一部分隨身攜帶。
- 兩組過敏急救包，一組放在行李中；一組隨身攜帶。
- 旅遊當地的醫院名稱與聯絡電話名單。
- 個人的保險卡。
- 使用藥物名稱與使用時間名單。
- 過敏原的名單，如昆蟲、藥物、食物等。
- 測量或治療的儀器，如氣喘發作時的蒸氣治療儀器，以備不時之需。
- 個人的簡要病歷。

　　出門旅遊，除了注意環境，減少過敏原的接觸外，也要避免過度的疲憊或興奮，而導致抵抗力降低，引起病毒入侵，罹患傷風感冒、腸胃發炎等疾病。

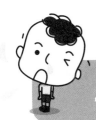

鼻過敏預防 Q&A

嬰兒一出生就需要做
過敏原檢測確認過敏原嗎？

一般而言，並不需要嬰兒一出生就檢測過敏原，但是若孩子一出生就已經出現非常典型的過敏症狀，如嚴重的皮膚疹子等，就需要依醫師的指示來檢測過敏原。

從嬰兒時期就服用益生菌，
可降低鼻過敏？

有可能。根據一些研究顯示，嬰幼兒在出生後4～6個月大時就開始服用益生菌，嬰兒濕疹發生率可顯著降低。益生菌是促進腸道菌種平衡的物質或微生物，它的功用目前了解的有：改善腸內微生物的相互平衡、調節腸道的菌叢、重新調節並增強腸內的整體免疫機制，對有過敏的孩子可以減緩過敏的反應，也可以預防過敏的發生。

❓ 從小讓孩子待在乾淨無菌的環境下就不會鼻過敏？

　　這是非常錯誤的觀念，免疫系統的主要功用之一是抵禦外侮，如細菌病毒的入侵。這是需要有細菌病毒如此的抗原，身體才會因為免疫系統的反應產生抗體，來達到防禦的作用。當然免疫系統的運作並不是這樣的單純簡單就可以說的清楚，簡單來說這是基本也是最重要的概念，因此，如果孩子待在乾淨無菌的環境下，理論上是可以減輕過敏的反應，但是不只違反了孩子的生長發育原則，也不可能杜絕過敏疾病的產生。

❓ 過敏兒若使用防蟎產品可以改善嗎？

　　市面上的防蟎產品如寢具、被子等，大都是用合成纖維質料（如聚酯、尼龍等）做成的，而衣物的材質也應與床具一樣，以選擇合成纖維質料為主，避免長毛與毛料的衣服。目的是在於減少寶寶接觸過敏原，所以使用這些產品，是有幫助的。

孩子的衣服最好選擇合成纖維材質。

梅雨季及冬天家裡容易長霉菌該怎麼辦？

空調、除濕機與濕度計是居家必備品。臥室不能位於濕度高的地方，如地下室。家中若有牆壁長霉則要徹底的清除乾淨，為避免過敏勿處在發霉的環境中，盡量將室內保持在 50% 左右，以防止黴菌的孳生與塵蟎的繁殖。一般濕度保持在 40% 到 50% 之間最為理想，若過分除濕，低於 35% 以下，會有呼吸困難的情形。使用除濕機時，定期的清潔工作是必要的，以不超過兩週為原則，且每天除出來的水必須清除，並將儲水箱清刷乾淨，以免黴菌細菌的孳生。台灣的天氣潮溼，很難控制在 50% 左右，但也應盡量在 55 ～ 60% 範圍內。

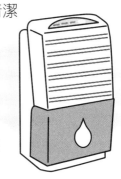

定期使用除濕機可
避免發霉。

沙塵暴來襲時該怎麼保養？

沙塵暴來襲時，常會引起氣喘發作，做好防備是非常重要的，因此少外出，家裡也要減少灰塵的進入，關窗戶、開空氣清淨機是必要的。如果非外出不可時，要記得帶口罩。當有症狀出現時最好先使用平

時預防的藥物，萬一症狀加重無法有效的控制，就需要立刻帶給醫師診治，以免耽誤病情。

到比較乾的國家旅遊，鼻過敏是否會比較舒緩？

至比較乾的國家旅遊，鼻過敏就會比較舒服，這是會的，但只是短暫的。過敏主要是因為過敏基因與環境因素，造成免疫系統的反應過強而引發過敏反應，只是改變環境而身體的免疫系統沒有調整的話，過敏的症狀還是會再出現。

冬天應經常戴口罩，可減少鼻過敏發作機率？

戴口罩的好處一方面可以避免接觸冷空氣，一方面也可以與蒸氣治療及洗鼻劑有相同的作用，是可以改善不適的症狀，亦可增加黏膜纖毛的流動而使黏液稀釋，容易排出，使鼻腔暢通，也會減少鼻竇炎、咽喉發炎的機會。不僅是冬天戴口罩，夏天進入冷氣房也應該如此才是。但嬰幼兒養成戴口罩不容易，因此當孩童有過敏症狀出現，盡量戴口罩。其他情況就不妨放輕鬆一點。

❓ 鼻過敏患者感冒時，如何預防變成鼻竇炎？

當鼻子過敏的孩子感冒時，最好就是服藥症狀治療，必要時清鼻涕、抽鼻涕與沖洗鼻子，以減少細菌的孳生，但是如果萬一鼻涕轉成濃綠，鼻翼、眼窩、上額有壓痛或敲痛感，或有頭痛等等症狀時，就可能是已經合併鼻竇炎，需要積極治療，如果確定是細菌感染，抗生素的服用是必然的治療過程，而且抗生素治療的期間不可以自行停藥，必須遵守醫師的指示用藥為宜。

❓ 鼻過敏患者不可以吃冰冷食物？

鼻子過敏患者切記，不要食用冰、冷的食物，以及高熱量、高油量的食物，以免加重過敏的不適。另外，根據陽明大學最近的研究報告顯示，在各種類食物對鼻子過敏的影響中，以動物內臟，尤其是肝臟有最明顯的影響。

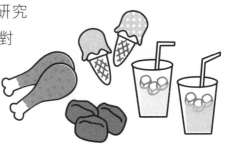

不要食用冰、冷的食物，以及高熱量、高油量的食物，以免加重過敏的不適。

家有鼻過敏的孩子怎麼辦？〈修訂版〉

作　　　者	陳永綺
選　　　書	林小鈴
主　　　編	陳雯琪
特 約 編 輯	陳素華

行 銷 副 理	王維君
業 務 經 理	羅越華
總 編 輯	林小鈴
發 行 人	何飛鵬
出　　　版	新手父母出版
	城邦文化事業股份有限公司
	台北市中山區民生東路二段141號8樓
	電話：(02) 2500-7008　傳真：(02) 2502-7676
	E-mail：bwp.service@cite.com.tw
發　　　行	英屬蓋曼群島商家庭傳媒股份有限公司城邦分公司
	台北市中山區民生東路二段141號11樓
	讀者服務專線：02-2500-7718；02-2500-7719
	24小時傳真服務：02-2500-1900；02-2500-1991
	讀者服務信箱 E-mail：service@readingclub.com.tw
	劃撥帳號：19863813
	戶名：書虫股份有限公司

香港發行所	城邦（香港）出版集團有限公司
	香港灣仔駱克道193號東超商業中心1F
	電話：(852) 2508-6231　傳真：(852) 2578-9337
	E-mail：hkcite@biznetvigator.com
馬新發行所	城邦（馬新）出版集團 Cite(M) Sdn. Bhd. (458372 U)
	11, Jalan 30D/146, Desa Tasik,
	Sungai Besi, 57000 Kuala Lumpur, Malaysia.
	電話：(603) 90563833　傳真：(603) 90562833

封面　李喬葳
版面設計、內頁排版　鍾如娟
製版印刷　卡樂彩色製版印刷有限公司

2014年8月14日 初版1刷　　　　　Printed in Taiwan
2018年5月17日 修訂1刷
定價300元
ISBN 978-986-5752-10-1　EAN 471-770-290-321-3
有著作權・翻印必究（缺頁或破損請寄回更換）

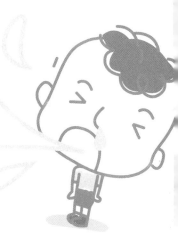

國家圖書館出版品預行編目(CIP)資料

家有鼻過敏的孩子怎麼辦？/ 陳永綺著. --
初版. -- 臺北市：新手父母，城邦文化出版：
家庭傳媒城邦公司發行, 2014.08
　面；　公分. -- (育兒通系列；SR0071)
ISBN 978-986-5752-10-1(平裝)

1.過敏性鼻炎 2.中西醫整合

416.8721　　　　　　103011811

城邦讀書花園
www.cite.com.tw